中老年人的快乐生活

张文高　张萌 编著

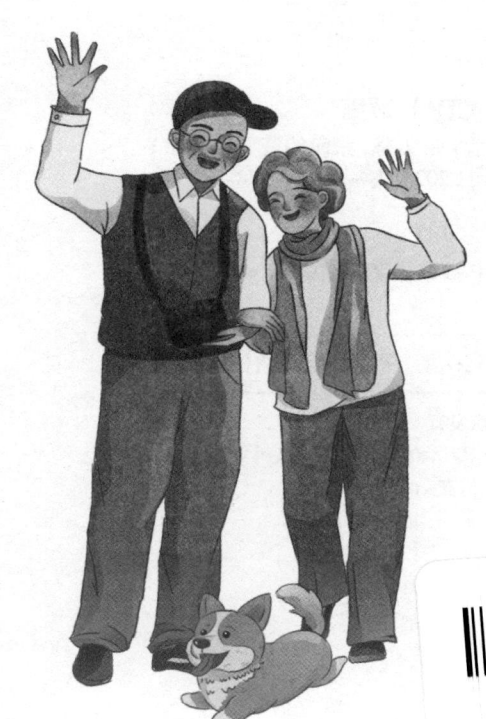

中国纺织出版社有限公司

内 容 提 要

《中老年人的快乐生活》引领您拥抱人生的"第二黄金时代"———一个充满活力与可能的崭新阶段。本书提供科学实用的全方位指南：助您掌握健康主动权（科学饮食、慢性病调理、太极/游泳等运动方案及损伤预防误区破解），赢取心理自由，培养积极心态；激活社会价值，鼓励持续学习、创造与贡献；构建经济自主，支撑理想生活。旨在帮助中老年朋友活得健康、自信、有尊严、有价值，从容享受属于自己的黄金年华。

图书在版编目（CIP）数据

中老年人的快乐生活 / 张文高，张萌编著 . -- 北京：中国纺织出版社有限公司，2025.7. -- ISBN 978-7-5229-2903-3

Ⅰ . R161

中国国家版本馆 CIP 数据核字第 2025KX4480 号

责任编辑：闫 婷　　责任校对：高 涵　　责任印制：王艳丽

中国纺织出版社有限公司出版发行
地址：北京市朝阳区百子湾东里 A407 号楼　邮政编码：100124
销售电话：010—67004422　传真：010—87155801
http://www.c-textilep.com
中国纺织出版社天猫旗舰店
官方微博 http://weibo.com/2119887771
山东博雅彩印有限公司印刷　各地新华书店经销
2025 年 7 月第 1 版第 1 次印刷
开本：710×1000　1/16　印张：10
字数：130 千字　定价：59.80 元

凡购本书，如有缺页、倒页、脱页，由本社图书营销中心调换

导言

重新定义人生的"黄金时代"

在传统认知观念里,"黄金时代"往往被锚定在青春岁月:20岁的锐意进取、30岁的立业成家、40岁的成熟稳健。当我们用社会时钟衡量人生价值时,中老年阶段似乎总是会被贴上"衰退"的标签。然而,当代医学研究揭示了一个事实:人类大脑的认知弹性(大脑适应新事物的能力)在60岁前后会迎来第二次发展高峰,心理成熟度与情绪调节能力也会达到新的平衡点。

今天的50岁、60岁乃至70岁人群的状态,早已不能沿用过去的认知来定义。许多以前认为的中老年人依然精力充沛,具备丰富的社会经验和广泛的人脉资源。他们不再局限于传统的"含饴弄孙"模式,而是希望继续发挥价值,甚至探索人生的全新可能。因此,中老年不仅不应被视为"衰退期",反而是一个可以活得更自由、更精彩的"黄金时代"。

在中年之前,大多数人的社会角色是围绕责任展开的。他们是职场上的奋斗者,是家庭的经济支柱,是子女的养育者。他们的生活被工作、家庭、社会责任填满,个人兴趣和理想往往被放在次要位置。然而,随着退休临近或家庭责任的减少，许多人开始进入身份的"空窗期"。他们不再是组织中的核心决策者，子女也已经独立，曾经的"被需要感"逐渐降低。

这一转变往往带来迷茫和焦虑。很多人突然失去了生活的目标，甚至会产生"无用感"，认为自己已经不再重要。然而，这种想法其实是社会刻板印象的影响。事实上，中老年人的优势并未消失，甚至比年轻时更具价值——他们拥有丰富的人生经验、更成熟的情绪管理能力，以及更宽广的社会网络。

因此，中老年人真正的角色转变，不是简单地从"付出者"变成"享受者"，而是从"责任承担者"向"自我实现者"转变。在这个阶段，人生可能不再受制于外部压力，而是可以更自由地按照个人意愿去探索和创造。这种转变正如德国心理学家埃里克森的发展阶段理论所认为，50岁后更关注自我价值整合。这不仅是心态上的调整，也是建立新的生活方式的契机，更是决定人生"黄金时代"的关键。

一、生命质量的提升：健康管理的进步

过去，人们对中老年的想象往往与衰老和疾病挂钩。但今天，越来越多的中老年人正在以科学的方式管理健康，打破"年纪大就一定体弱"的刻板印象。

医学研究表明，健康的生活方式可以有效延缓衰老。合理的饮食、适量的运动、充足的睡眠和良好的心理状态，能够帮助人们在60岁甚至70岁时仍保持较高的身体机能。许多老年马拉松选手、健身爱好者、瑜伽教练的故事证明，年龄并不是身体活力的绝对限制因素。

此外，医疗技术的进步也极大地改善了中老年人的生命质量。从慢性

病管理到精准医学，再到人工关节置换、干细胞治疗等新技术的出现，许多曾被视为"老年病"的问题如今都能得到有效控制甚至逆转。相比过去的老年人，如今的中老年人有更多的机会活得健康、长寿，并且保持较高的生活质量。

二、经济自由度的提高：更自主的生活选择

现代中老年人的经济状况相比过去有了明显改善。许多人在退休后仍然有一定的经济来源，如养老金、投资收益，甚至是新的职业收入。随着数字经济的发展，不少人开始利用自己的经验和技能，在网上开展教学、咨询、写作、手工艺制作等副业，既能增加收入，也能保持社会联系。

经济自由度的提高，意味着他们可以有更大的自主权来决定自己的生活方式——旅行、学习、创业，甚至尝试完全不同的人生道路。例如，有人60岁开始学画画，几年后举办了个人画展；有人70岁开始创业，利用自己的专业知识帮助年轻人规划职业道路。这些例子表明，中老年并不意味着停止成长，而是可以继续创造价值。

三、心理的成熟与自由：摆脱世俗束缚，活出真我

相比年轻时的焦虑、竞争和身份认同的挣扎，中老年人在心理上更加成熟。他们更清楚自己真正想要什么，也更懂得如何在现实和理想之间找到平衡。

年轻时，我们常常受到社会评价的影响，害怕失败、害怕被人议论。而到了中老年，这种焦虑逐渐减轻。许多人开始学会不再过度迎合他人，而是按照自己的节奏生活。他们开始培养自己的兴趣，阅读、旅行、写作、摄影、养花、手工艺……这些看似简单的爱好，却能够带来深远的满足感。

此外，心理自由的另一个表现是更加开放的心态。研究发现，那些愿意接受新事物、持续学习、保持社交活动的中老年人，往往比那些封闭自己、害怕变化的人更幸福。心理的开放性不仅影响个人幸福感，还影响健康状况，甚至与寿命长短密切相关。

四、社会价值的延续：中老年人的新角色

许多中老年人依然可以在社会中扮演重要角色——不仅限于家庭，还包括更广泛的社会领域。他们可以成为导师，为年轻人提供经验指导；可以从事志愿服务，为社区贡献力量；还可以加入兴趣社群，结识志同道合的朋友。

在全球范围内，"积极老龄化"（active aging）的理念逐渐流行。越来越多的国家鼓励中老年人继续参与社会经济活动，如退休再就业、终身学习、社区参与等。数据显示，那些仍然积极参与社会事务的中老年人，不仅寿命更长，生活满意度也更高。

"黄金时代"不是一种被动的状态，而是一种主动的选择。当我们从"衰老"的角度看待中老年，自然会看到身体的变化、身份的转变以及某些能力的下降。但当我们以"新生"的角度看待这一阶段，就会发现更多的自由、更丰富的可能性和更深刻的满足感。

中老年不再是人生的尾声，而是一个全新的起点。通过健康管理、心理成长和社会参与，每个人都可以打造属于自己的"黄金时代"。本书将深入探讨如何在实践中运用这些理念，让中老年人的每一天都充满意义和活力。让我们重新定义人生的"黄金时代"，让未来变得更加精彩。

目录

第一章 科学运动，健康常在

一、中老年人运动的必要性 / 1

二、适合中老年人的运动 / 4

三、避免运动损伤的注意事项 / 14

第二章 饮食与养生，吃出健康

一、均衡饮食，如何科学搭配三餐 / 19

二、中老年人的营养需求 / 22

三、饮食误区与常见健康谣言 / 27

四、中老年常见慢性疾病的饮食调理 / 29

第三章 心理健康，快乐心态

一、调整情绪，保持良好心态 / 40

二、积极应对个体情绪缺失 / 42

三、避免空巢焦虑的策略 / 45

四、中老年夫妻的和谐伴侣关系 / 47

五、应对焦虑与失眠 / 50

六、日常实践建议 / 53

第四章 学习新知，与时代同行

一、终身学习的价值 / 61

二、线下学习生活 / 63

三、利用科技学习 / 66

四、实用学习建议 / 69

第五章 中老年人的兴趣培养与创造力开发

一、传统爱好的培养 / 72

二、新领域尝试 / 75

三、爱好兴趣变现 / 78

四、时尚旅行生活 / 80

五、中老年创造性实践 / 82

第六章 社交互动，拓展朋友圈

一、如何选择新朋友，拓展社交圈 / 84

二、老朋友的维护之道：相互尊重与扶持 / 86

三、代际沟通：孙辈教育与反向学习 / 88

四、中老年人的恋爱与婚姻问题 / 89

五、独居生活能力支持 / 91

六、参与社区活动，融入社会 / 94

第七章 警惕诈骗，守住养老钱

一、中老年常见的四大骗局 / 96

二、提升防骗意识 / 99

三、增强防骗法律知识 / 101

四、增强家庭网络防护 / 102

第八章 幸福晚年，合理规划未来

一、财务规划——确保稳定生活来源 / 105

二、养老规划——选择适合的养老方式 / 108

三、积极面对生死议题 / 111

第九章 职场再就业与自我价值实现

一、当前中老年职场现状与面临的挑战 / 115

二、自我定位与能力匹配 / 117

三、职场技能提升与终身学习 / 119

四、就业渠道与创业机会探索 / 121

五、社会支持与法律保障 / 124

六、重塑自我与实现社会价值 / 126

第十章　科技赋能智慧养老

一、智慧养老的理论内涵与演变历程 / 128

二、科技产品在智慧养老中的全面应用 / 131

三、大数据、人工智能与云平台在养老服务中的赋能 / 134

四、医疗、金融、社区与科技的跨界协同创新 / 136

五、面临的挑战、伦理思考与解决策略 / 138

六、案例分析与实践探索 / 139

七、展望未来：智慧养老与科技赋能的长远趋势 / 141

结语　享受当下，活出最好的自己

一、珍惜当下，不让人生留遗憾 / 143

二、给予与回馈，让生命更有意义 / 145

三、迎接新阶段的起点，享受快乐人生 / 147

第一章 科学运动，健康常在

一、中老年人运动的必要性

我们的身体就像一台需要精心保养的精密仪器。运动，就是这台仪器最好的保养方式。它不仅能延缓衰老的进程，更能提升我们的生活质量，让我们的中老年生活充满活力和快乐。为什么说运动对中老年人如此重要呢？让我们从预防疾病、增强体质和改善心情这3个方面来详细探讨。

（一）预防疾病：构筑健康防线

人到中年，各种慢性疾病可能开始形成。高血压、糖尿病、心脏病、骨质疏松等疾病的风险随着年龄增长而增加。然而，科学研究表明，规律的运动能够有效预防这些疾病的发生和发展。

（1）心血管系统是我们身体的"生命"。随着年龄增长，血管弹性降低，血压升高，冠心病等心血管疾病的发病率显著增加。有氧运动，如快走、游泳、骑自行车等，能够显著改善心血管功能。每周进行3~5次、每次30~60分钟的中等强度有氧运动，可以降低血压，改善血液循环，减少动脉硬化的风险。研究表明，坚持规律运动的中老年人，心血管疾病的发病率可以降低 40%～50%。

（2）代谢综合征是另一个困扰中老年人的健康问题。胰岛素抵抗、血糖升高、血脂异常等问题往往随着年龄增长而出现。运动能够显著改善这些问题。肌肉运动时，葡萄糖的利用率可以达到静息状态时的 7～20 倍，这对于预防和控制糖尿病尤为重要。建议中老年人可以在餐后 1～2 小时进行 15～30 分钟的散步，这样能有效控制餐后血糖的升高。同时，运动还能促进脂肪代谢，帮助维持健康的体重和体脂比例。

（3）骨质疏松是中老年人，特别是中老年女性面临的重要健康问题。30 岁以后，骨量就开始缓慢流失，女性在绝经后骨量流失速度会明显加快。负重运动，如步行、爬楼梯、太极拳等，能够刺激骨骼生长，减缓骨量流失的速度。水中运动对关节压力小，特别适合有关节问题的人群。建议中老年人每周进行 3～4 次、每次 30～45 分钟的负重运动，这对维持骨骼健康非常有益。

（4）免疫系统的功能也会随着年龄增长而下降。适度运动能够增强免疫功能，提高身体对疾病的抵抗力。研究发现，规律运动的中老年人，感冒等常见疾病的发病率明显低于不运动的人群。但需要注意的是，过度运动反而会抑制免疫功能，因此要掌握好运动强度。

（二）增强体质：提升生活质量

（1）运动对改善中老年人的身体素质有着显著的效果。首先是肌肉力量的维持和增强。30 岁以后，肌肉质量每年会自然减少 1%～2%，这种肌肉流失会严重影响日常生活能力。通过适当的力量训练，如使用弹力带、自重训练等，可以有效减缓肌肉流失的速度，甚至增加肌肉力量。建议中老年人每周进行 2～3 次力量训练，这对维持独立生活能力至关重要。

（2）平衡能力是另一个需要特别关注的方面。据统计，65 岁以上的老年人中，每年约有三分之一的人会发生跌倒，而跌倒导致的骨折等伤害会严重影响生活质量。通过平衡训练，如单腿站立、踮脚走路等，可以显著提高平衡能力，降低跌倒风险。建议每天进行10～15分钟的平衡训练，这对预防跌倒非常有效。

（3）心肺功能也会随着年龄增长而下降。最大摄氧量（衡量心肺功能的重要指标）每10年会下降约10%。通过规律的有氧运动，如快走、游泳、骑自行车等，可以显著延缓这一过程。建议中老年人每周进行3～5次、每次30～60分钟的中等强度有氧运动，这能让心肺功能保持年轻状态。

（4）体态管理也是中老年人需要重视的问题。随着年龄增长，驼背、腹部肥胖等问题会逐渐显现。通过综合性的运动计划，包括有氧运动、力量训练和柔韧性练习，可以维持良好的体态。良好的体态不仅能让人看起来更年轻，还能减少腰背疼痛等问题。

（三）改善心情：提升生活幸福感

（1）运动对心理健康的益处同样不可忽视。运动是天然的抗抑郁剂。运动时，大脑会分泌内啡肽等"快乐物质"，这些物质能让人感到愉悦，缓解压力。对于经历更年期、空巢期等人生阶段的中老年人来说，运动是调节情绪的有效方式。建议将运动安排在下午，这时人体温度较高，运动效果更好，而且不会影响夜间睡眠。

（2）认知功能的维持也是中老年人应该关注的重点。随着年龄增长，记忆力、注意力等认知功能会逐渐下降。有氧运动能够促进大脑血液循环，刺激脑细胞生长，对维持认知功能非常有益。研究发现，坚持运动的中老年人群，认知功能衰退的速度明显慢于不运动的人群。

世界卫生组织建议，中老年人每周至少进行150分钟中等强度的有氧运动，再加上2～3次力量训练。运动强度要适中，可以用"谈话测"来判断：运动时应该能够正常说话，这样的强度表明心肺功能没有处在超负荷的重压状态，但不能唱歌，否则会达不到合适的运动效果。

运动永远不晚。即使从 60 岁、70 岁才开始规律运动，人的身体依然能获得显著的健康益处。运动不仅能延长寿命，更重要的是可以提高生活质量，让我们在晚年依然能保持独立生活的能力，享受生活的乐趣。生命在于运动，健康源于坚持。选择合适的运动方式，制订科学的运动计划，坚持锻炼，你会发现，年龄只是一个数字，活力可以一直保持。让我们用运动来书写健康、快乐的晚年生活篇章。

二、适合中老年人的运动

很多中老年朋友经常问："到底什么运动最适合我们这个年纪？"今天，就给大家介绍 6 种既安全又有效的运动方式。这些运动不需要太复杂的装备，在家附近就能开展，更重要的是能让你越练越有精神。

（一）太极拳：最适合中国人的养生运动

太极拳作为中华传统武术之一，因其动作柔缓、节奏缓慢而深受中老年群体喜爱。它不仅能够调节身心、提升平衡能力，还有助于预防多种慢性疾病。太极拳强调内外协调、以柔克刚，既注重气血运行，也追求身体力量和灵活性的平衡，对缓解关节僵硬、改善心肺功能具有显著效果。

从理论上讲，太极拳以"松、静、缓、柔"为运动准则，通过缓慢连贯的动作调动全身肌肉和神经系统，实现内外平衡。其运动过程注重呼吸与动作的协调，使身体在自然舒展中达到放松状态。练习时，动作由内而外逐步展开，有助于改善血液循环、促进新陈代谢，从而增强体质。长期坚持练习太极拳，还能改善体态、增强协调性与灵活性，降低跌倒风险。中老年朋友通过不断练习，能够在锻炼过程中逐步建立对自身体能和呼吸状态的自我调节能力，从而获得较为稳定的心态与健康状况。

在具体实践中，太极拳要求初学者先从基础步法和手型练起。初期阶段应注重姿势的正确性，保持身体自然放松，尽量做到以意领气、以气运身。动作练习时，可借助镜子自查或在专业教练指导下纠正不当之处，确保每个动作都能达到预期效果。随着熟练度提高，可以逐步掌握套路中的连续动作与内在意境，体验动中求静、静中有动的韵味。太极拳的训练过程强调持之以恒，初练时可能感觉动作缓慢、步伐轻盈，但只要坚持不懈，就能逐渐感受到气血流转、内劲涌动的真实体验。

太极拳不仅是一种体能锻炼方式，更是一种心理调适手段。其缓和的节奏与柔和的动作有助于舒缓紧张情绪、缓解心理压力，形成身心合一的效果。在练习过程中，心境逐渐平和，烦躁情绪得以化解，从而改善睡眠质量和情绪状态。此外，通过与同伴一起参与太极拳练习，能够扩大社交圈子，增进邻里间的互动交流，共同营造温馨健康的社交氛围。

需要注意的是，初学者在练习太极拳时，应根据自身健康状况选择合适的训练强度和时间。中老年朋友若存在严重心脑血管、骨骼或关节问题，建议在专业人士指导下进行，或先咨询医生意见再决定是否适合开展太极锻炼。每次训练应适度预热和拉伸，避免因动作过度牵拉导致不适。练习过程中也应注意呼吸自然，不宜刻意用力，以免增加心肺负担。合理安排训练时间和休息间隔，才能使运动效果最大化。

通过长期坚持，太极拳可以成为中老年朋友日常生活中不可或缺的一部分，帮助他们在平衡中焕发活力，迈向更加健康、充实的晚年生活。

(二)游泳:关节最"喜欢"的运动

游泳是一项对身体各项机能均有益处的运动,其独特的水中环境使得关节负担大大降低,成为极适宜中老年人的运动方式。与许多地面运动相比,水的浮力能够有效减轻骨骼与关节所承受的压力,降低运动时的不适和受伤风险。中老年人在游泳时可以充分锻炼心肺功能、增强肌肉力量,同时还能提高柔韧性和平衡能力,从而有助于预防跌倒和各种慢性疾病的发生。

首先,游泳在运动过程中利用水的浮力和阻力作用,使身体在运动时既能得到充分的锻炼,又不会对关节和脊椎造成过大负担。水中运动能够使身体重量减轻60%~90%,从而极大缓解了关节、膝盖和脊柱的压力。这对于患有轻度关节炎、骨质疏松或其他慢性骨关节疾病的中老年人来说,既是一种安全的锻炼方式,也能有效改善关节灵活性和活动范围。此外,游泳中温暖的水温也有助于放松肌肉、缓解僵硬,促进血液循环,进一步增强机体的自我修复能力。

其次,游泳作为一项全身性运动,能同时锻炼上肢、下肢和躯干的肌肉群。在水中,各种泳姿——自由泳、仰泳、蛙泳和蝶泳——各具特点,能够针对不同肌群进行综合训练。自由泳与仰泳着重锻炼肩部和背部肌肉,而蛙泳则能够加强胸部、腹部及大腿内侧的力量。通过长期坚持游泳,中老年人不仅可以增强肌肉耐力,还能改善心肺功能,有助于降低患高血压和心脏疾病的风险。与此同时,游泳过程中呼吸与动作的协调也能有效锻炼肺活量,改善呼吸系统功能,适合那些需要调理呼吸系统健康的中老年朋友。

游泳运动还具有良好的心理调节作用。在水中运动时,人们常常能够享受到一种独特的宁静感和放松感,这不仅有助于减轻日常生活中的压力,也能改善睡眠质量和情绪状态。与室内单调的锻炼方式相比,泳池中水波荡漾的环境和清新的氛围能有效分散注意力，帮助人们忘却烦恼，提升自我愉悦度。此外，许多中老年人在参加游泳俱乐部或集体训练时，还能结识志同道合的朋友，扩大社交圈子，从而形成良好的精神支持网络。

对于初学者或体质较弱的中老年人，建议在专业教练指导下逐步掌握游泳技巧。初期可以从简单的水中适应训练开始，熟悉水温和水性，逐步练习基本的浮水、呼吸和划水技巧。随着技术的提高，再逐渐尝试不同泳姿和延长训练时间。合理的训练安排应包括充分的热身和拉伸运动，以预防肌肉拉伤和关节僵硬。同时，初次接触游泳的人群要注意水质卫生和安全保障，选择正规的泳池和专业救生设施齐全的场所进行训练，避免意外事故的发生。

在制订游泳训练计划时，中老年朋友应根据自身健康状况、运动基础及个人兴趣选择适宜的运动强度。建议每周进行 2~3 次游泳锻炼，每次时间控制在 30~60 分钟内，并根据身体反馈逐步增加训练时间和强度。合理搭配呼吸调整练习和放松运动，可以在运动后有效缓解疲劳，帮助机体恢复。此外，还可以结合陆上力量训练和柔韧性锻炼，形成全方位的健康管理方案，使游泳运动的效果得到进一步提升。

游泳还能够起到调节体温和促进新陈代谢的作用。水温适中的泳池能使中老年人的体温逐渐升高，带动全身血液循环，并在运动结束后迅速恢复体温平衡。对于一些患有代谢性疾病的老年人来说，这种温和的运动方式不仅有助于体内代谢的平稳运行，还能在一定程度上调节血糖和血脂水平，改善整体健康状态。

在身体条件允许的情况下，通过科学规划训练计划和合理搭配日常生活，中老年朋友可以在泳池中找到运动的乐趣，保持健康活力，迈向更加美好的晚年生活。

（三）健步走：最简单的长寿秘诀

健步走作为一种经济、便捷且适应性极强的运动方式，深受中老年朋友青睐。它不仅能够调动全身各肌群，促进心血管系统健康，而且对骨骼、关节以及心理状态都有着积极的调节作用。

健步走是一项低强度、无器械要求的有氧运动。它对体力和技术要求低，无论城市公园、街区小路或住宅区内均可进行。步行时，人体通过不断重复的步伐运动，使心跳加速、呼吸加深，从而提高心肺耐力。长期坚持不仅能够降低患高血压、冠心病、中风等心脑血管疾病的风险，还能有效改善血液循环，增强肌肉耐力。与此同时，行走过程中腿部、臀部和核心肌群均得到锻炼，从而维持关节活动度与肌肉弹性，预防骨质疏松和跌倒等问题。

健步走的益处远不止于生理层面。在行走的过程中，室外的自然风光、阳光以及新鲜空气为身体注入能量，帮助调节内分泌系统，促进情绪稳定和心理健康。每天在固定时间走30分钟至1小时，不仅有助于释放生活和工作中的压力，还能改善睡眠质量，增强免疫力。许多研究表明，规律的步行运动能显著降低焦虑与抑郁症状，提升幸福感与自我满足度。对于独居或退休后生活较为单调的老年朋友来说，健步走既是一种身体锻炼方式，也是增进社交、扩大朋友圈的有效途径。与邻居、朋友共同出行，沿途交流不仅增加了互动机会，也为生活注入了乐趣和新鲜感。

在运动方法上，健步走要注意步态与呼吸的协调。走路时应保持头部正直，肩部放松，眼睛平视前方，以避免低头或歪斜而增加颈部和脊柱负担。步幅不宜过大，应以舒适为主，双脚轻盈着地，形成平稳、连续的节奏。为了提高运动效果，可以尝试间歇性快走，即在平稳走路的基础上加入短暂的加速阶段，使心率在运动中适度上升，再回归平缓步伐。此种训练方式有助于提高耐力与爆发力，同时促进新陈代谢。合理搭配走路路线，如选择有坡度的道路、步行道或公园小径，也能在不增加运动风险的情况下，提升运动强度与燃脂效果。

需要特别强调的是，中老年人在进行健步走运动时，应根据个人体质及健康状况调整运动量。初始阶段可从每日 20～30 分钟起步，逐步延长到 40～60 分钟，每周保持 3～5 次，避免过度劳累或剧烈运动。运动前后进行适当的热身与拉伸运动，能够预防肌肉拉伤和关节僵硬。建议在温和的环境中练习，如早晨或傍晚气温适宜时进行，不仅可获得更好的运动体验，还能有效降低中暑、心律失常等突发状况的发生。若存在心脏疾病、关节疼痛等基础疾病，应在医生指导下制订专门的运动计划，并注意监控运动中的体感变化，确保安全第一。

在日常生活中，将健步走融入生活方式也是一种智慧选择。可以在上下班、购物等日常活动中多走路，逐渐养成持续运动的习惯。同时，借助智能设备或手机应用记录步数、运动时间与能量消耗，既能激励自我，又便于了解运动成效，从而更好地调整运动计划。与家人或朋友结伴而行，更能互相监督，共同享受运动带来的健康与快乐。通过这种方式，运动不仅成为一种体能锻炼手段，更成为一种心灵慰藉与生活乐趣，帮助中老年人实现身心双重健康。

此外，健步走还具有预防慢性疾病、延缓衰老和促进新陈代谢等多重功效。长期坚持健步走能改善内分泌功能，调节血糖水平，降低肥胖及代谢综合征的风险。与此同时，走路时产生的轻微震动有助于刺激骨细胞活性，防止骨量流失，对预防骨质疏松起到积极作用。特别是对于长期久坐或缺乏运动的中老年人来说，健步走不仅能激活身体各系统，还能恢复活力，带来精神上的愉悦和满足。

选择适合自己的步行方式，将健康理念融入生活细节之中，便能为长寿之路铺设稳固基础，享受充满活力、和谐平衡的美好晚年。

（四）八段锦：流传千年的养生功法

八段锦是一种历史悠久的内养体健方法，历代文人雅士皆有传习。此功法结构严谨、动作连贯，讲究气沉丹田、意守丹田，从而调理全身脏腑功能、疏通经络、增强机体活力。作为一种无器械、无场地限制的养生操，八段锦特别适合中老年人群练习，其动作柔和、节奏平稳，既可舒展筋骨，又能养心安神，起到防病延年的作用。

练习八段锦时，每个动作均有特定的名称与养生原理，其核心在于调节呼吸、疏导气血。第一式"双手托天理三焦"，强调上举扩胸，通过双臂舒展使肩背放松，促进胸腔气流畅通，从而改善消化与代谢功能；第二式"左右开弓似射雕"，模仿弓箭之势，使全身肌群协调发力，激活血液循环，缓解肩颈僵硬；第三式"调理脾胃需单举"，以一手高举、一手自然下垂，形成对侧牵引，促进脾胃气机运行，有助于化解饮食积滞，消除腹部不适。此后几式各有侧重，或侧重于伸展腰背，或注重活动四肢，每个动作均着眼于调和体内阴阳平衡。

八段锦不仅注重动作的标准和连贯，更强调意念和呼吸的配合。在练习过程中，须缓缓呼吸、心神沉静，以柔克刚，将体内郁积的烦躁情绪释放出来。练习者在静谧中感受内在能量的流动，通过长时间坚持，逐步体验到"气行则血行，气顺则神怡"的效果。许多练习者反馈，经过一段时间的练习，原本存在的失眠、头痛、消化不良等症状有了明显改善，精神状态也趋于平和，体力和耐力皆有提升。

此外，八段锦具有较高的普及性和可操作性。无论是在家中、广场，甚至办公室，都可抽时间练习。只需穿着宽松服装，找一处通风明亮的场所，就能开展练习。由于动作温和，不会造成过大体力消耗，故而非常适宜体质较弱或刚开始锻炼的中老年朋友。每次练习可安排在早晨或傍晚，既能唤醒身体机能，又有助于放松身心，调理日常精神状态。

在实际操作中，初学者可先观看专业示范视频或参加当地社区组织的培训课程，掌握正确的动作要领和呼吸方法。逐步形成自己的节奏后，再结合个体需求进行调整，做到循序渐进。练习过程中，注意保持身体平衡，避免急促或用力过猛，以免引起肌肉拉伤或其他不适。定期与同伴交流体会，也能激发练习兴趣，形成健康的锻炼习惯。

坚持练习八段锦，有助于改善身体机能，促进身心平衡，并在岁月流逝中保持青春活力，为中老年生活增添无限生机。

（五）五禽戏：调息养心的好方法

五禽戏是中国传统的体操养生法之一，历史悠久，源自古代医家对人体气血运转规律的观察总结。它以模拟虎、鹿、熊、猿、鸟5种动物的动态姿势和呼吸方法为核心，强调"调息养心"，达到疏通经络、平衡阴阳、调和脏腑的目的。此法动作幅度适中、节奏舒缓，不仅具有独特的健身功效，还能调整情志、稳定情绪，适合中老年人长期练习。

在练习五禽戏时，动作与呼吸紧密配合。首先，练习者须放松身心，站立时脚步稳固，双肩自然下沉，呼吸平稳。随后，根据不同动物的动作特点，模仿虎之猛、鹿之柔、熊之沉、猿之灵、鸟之逸，每一组动作皆有明确的调理功能。例如，模仿虎的动作强调爆发力和收缩动作，有助于激活全身肌肉，增强力量；鹿步则追求柔和延展，能够拉伸筋骨，舒展关节。每个动作在形似之余，蕴含着内在的气机运行规律，通过"以意导气"的方式，使体内气血得以流通，平衡阴阳，达到身心和谐。

五禽戏的养生原理不仅体现在动作上，还贯穿于心法调息之中。练习者在模仿动物活动的同时，须注意内心的平静和意念的集中。运气时，呼吸要缓而深长，尽量做到吸气时感觉气流沿着脊柱上行，呼气时逐渐由下而散。这样不仅有助于内脏功能的调节，还能增强肺部的换气效率，从而改善血氧供应。长期练习可使情绪得到平稳调控，减轻焦虑、烦躁之感，并有助于提高专注力和思维清晰度。对于失眠、情绪低落或因生活压力而感到不安的中老年人来说，五禽戏既是一种运动，又是一种心灵净化的方法。

实际操作中，初学者可先从简化版本开始，逐步熟悉动作要领。练习前，宜在宽敞安静的场地进行，穿着宽松服装，保证动作自由流畅。可以先模仿单一动物的基本姿势，待动作协调后，再逐步组合成完整的套路。建议每天练习15～30分钟，循序渐进，不急于求成。每次训练前后应进行适当的热身和拉伸，以防肌肉紧张和不适。对于初学者而言，跟随专业教练或参加相关课程，有助于纠正错误动作，提升练习效果。

五禽戏具有较高的文化内涵。古人认为，通过"观形采意"，能够将动物天性与人体精气相融合，进而实现"动静合一"的境界。练习者在体会动作韵律的同时，也能感受到传统文化的智慧，激发对生命和自然的敬畏之心。

需要强调的是，五禽戏虽属低强度运动，但也要求注意安全。练习者应根据自身健康状况，选择合适的强度和时间，避免因过度用力导致不适。若有严重的关节或心脑血管疾病者，应在医生指导下适量进行。此外，每位练习者可根据个人情况，制订适宜的训练计划，持之以恒，从而在身心两方面都获得长久益处。

（六）骑行：环保又健康的出行方式

骑行作为一种兼具健身、环保与休闲多重价值的运动形式，逐渐有更多的中老年人加入进来。相比于传统机动车出行，骑行不仅能够有效降低碳排放、缓解城市交通压力，更为参与者带来全身性的锻炼和心灵的放松。它适应性广、场地要求低，既可作为日常通勤方式，也可作为周末休闲活动。

首先，骑行是一项全身运动，其运动模式能够激活下肢、核心和上半身肌群。通过踩踏车轮,腿部肌肉得到充分锻炼,能增强大腿、臀部和小腿力量,改善肌肉耐力和关节灵活度。与此同时,骑行过程中需要保持平衡,身体微微前倾,调动腰背肌群协同工作,有助于塑造良好的体态和身心稳定性。对于中老年人而言,这种低冲击的有氧运动模式不仅减少了运动损伤风险,还能在较温和的负荷下促进心肺功能的提升,从而达到预防高血压、冠心病和糖尿病等慢性疾病的目的。

其次,骑行活动具有明显的心理调节作用。长时间静坐或机械性重复工作容易使人感到压力积累、情绪低落,而骑行则能带来户外自然的愉悦体验。清晨或傍晚,在新鲜空气和阳光下骑行,不仅可欣赏沿途风景,还能让人远离城市喧嚣,平静心境。运动过程中,身体分泌的内啡肽等物质可改善心情、降低焦虑,达到调节情绪、缓解疲劳的效果。与家人或朋友一起骑行,还能增进交流、拓宽社交圈,形成互助共享的健康生活方式,从而使心情更加愉悦和轻松。

最后,骑行作为一种绿色出行方式,对环境保护意义深远。选择自行车替代汽车出行,可有效降低温室气体和尾气排放,减少噪声污染,降低空气中有害物质的浓度。中老年人在日常生活中利用骑行代替短途出行,不仅节省了交通费用,也为改善城市生态环境贡献力量。政府和社区近年来纷纷倡导"低碳出行",建设自行车道、完善停车设施,为骑行者提供便捷安全的道路条件。这种绿色健康的出行方式与现代可持续发展理念相契合,既满足了个体健康需求,又推动了社会公共利益的实现。

在骑行中,我们应遵循科学原则和安全要求。首先,选购合适的自行车十分关键。根据个人身高、体型及骑行习惯,选择适配的车架和座椅高度,确保骑行姿势正确,从而降低因姿势不当而引起的腰背、膝盖疼痛。

其次,建议佩戴安全头盔、防护手套和护膝等必要装备,以提高意外事故防护水平。无论在城市道路或乡间小径,注意遵守交通规则,保持警惕,避免急转弯和突然刹车等操作,以保障骑行安全。

最后，制订合理的骑行计划也极为重要。初期练习者可从较短距离和低强度开始，逐步延长骑行时间和里程，循序渐进地增强体能。建议每次骑行前做好充分热身，结束后进行适当拉伸，帮助肌肉放松，预防酸痛。根据个人身体状况，可以将骑行作为日常通勤、休闲锻炼或周末郊游的一部分，灵活安排运动时间。利用智能设备记录骑行数据，如距离、速度、能量消耗等，有助于制定科学目标和持续跟踪进步，从而激发自我动力，形成长期运动的习惯。

在骑行中接触自然风光和乡村景致，还能激发人们对生活的热爱和对健康的重视。通过在不同季节和时段体验户外骑行，不仅能增强中老年人的体魄，还能丰富精神世界，增添生活乐趣。

为了更好地融入骑行运动，建议中老年朋友积极参与社区骑行俱乐部或组织，这样既能获得专业指导，又能和志同道合的伙伴共同交流心得。定期参加骑行活动，不仅能改善个人体质，还能增强归属感和集体荣誉感。群体骑行常常伴随着友好的竞赛和互助，既有益健康，又能增进邻里情谊，为日常生活注入活力与正能量。

三、避免运动损伤的注意事项

许多中老年朋友在运动时，常常因为忽略细节而受伤，而中老年朋友因为身体原因，每一次受伤都有可能给身体带来不可估量的损伤。这些损伤不仅影响健康，还可能打击运动的积极性。为了让大家既能享受运动的快乐，又能远离伤害，下面就从 5 个关键方面详细说明注意事项。每个建议都包含具体操作方法和科学原理，帮助您安全、有效地锻炼身体。

（一）充分热身

不论是什么年纪，热身都是运动前必不可少的环节，而中老年人应该更加注意，要在运动前进行充分的热身，让关节、肌肉和心血管系统逐渐适应运动状态，否则贸然开始高强度活动容易引发拉伤、扭伤甚至心脏不适。

1. 具体做法

正式运动前，至少预留 10 分钟热身时间。先从缓慢的关节活动开始——轻轻转动颈部，左右各 5 圈，缓解久坐带来的僵硬；接着活动肩关节，双手画小圈，逐渐扩大幅度；然后扭动腰部，注意动作轻柔；最后活动膝关节和踝关节，做屈伸和绕环动作。完成关节活动后，进行 5 分钟低强度有氧运动，如原地踏步、慢走或骑固定自行车，让心跳逐渐加快至比静息心率高 20%～30%。

2. 科学依据

研究表明，充分热身可使肌肉温度升高 2～3℃，肌肉黏滞性降低 20%，关节活动范围增加 10%～15%。这意味着热身后的身体就像涂了润滑油的机器，运作会更灵活、更高效。

3. 常见误区

有人觉得"出汗才算热身好"，其实微微发热即可。过度热身反而消耗体力，影响正式锻炼效果。

（二）控制运动强度

运动不是越累越好，特别是对中老年人而言，适当强度才能既有效又安全。相比一次剧烈的运动，稳定而持久的运动才是健康、正确的。

1. 判断强度方法

运动时应能完整说出一句话，如边快走边与同伴聊天且不喘粗气。若说话断断续续，说明强度过高；用心率监测，靶心率范围=（220-年龄）×（60%~70%）。例如，70岁老人，心率应保持在90次/分钟至105次/分钟之间；看次日反应，运动后第二天若感到精神饱满，说明强度合适，若持续疲劳、肌肉酸痛超过48小时，则需要降低强度。

2. 实操建议

健步走时，步频控制在每分钟100~120步，相当于快走但不喘气的速度；力量训练选择能轻松完成12~15次的重量，而不是追求大重量；游泳时以连续游完25米不憋气为标准，避免过度换气导致头晕。

3. 风险警示

突然增加运动量是常见致伤原因。例如，平时每天走3000步，突然增加到10000步，膝关节承受的压力会成倍增加，容易引发滑膜炎或软骨磨损。

（三）选择专业装备

合适的运动装备是身体的"第二层皮肤"，它能有效保护身体，大幅降低受伤的风险，尤其要关注以下3类：

1. 运动鞋的选择

下午脚部肿胀时试穿，留出一指宽的空间；系紧鞋带后，脚跟应紧贴鞋帮不滑动。选择健步鞋时，选择鞋底前掌弯曲度大的，便于足部滚动发力；选择跑步鞋时，选择后跟缓震设计更突出的，适合膝关节脆弱者；选择太极鞋时，要选择平底、薄底的，增强足底感知力，提升平衡性。

2. 服装搭配原则

春秋季选择透气速干面料，避免纯棉衣物吸汗后贴背受凉；冬季采用"三层穿衣法"，即内层排汗、中层保暖、外层防风；夏季要穿浅色衣物，戴透气遮阳帽，预防中暑。

3. 护具使用指南

膝关节曾受伤者，运动时佩戴髌骨带或护膝，但不宜长期依赖；有腕管综合征病史的人群，使用弹性护腕固定关节；夜跑时穿戴反光条或荧光背心，提升可见度。

（四）规范动作姿势

细节决定成败，错误的姿势日积月累，就会造成慢性损伤，所以一定要规范动作姿势。以下3个关键点须特别注意。

1. 脊柱保护

无论是弯腰捡东西还是做深蹲，都要保持脊柱自然生理曲线。先屈髋（想象臀部向后坐），再微微屈膝，整个过程背部保持平直，这样能将压力分散到腿部肌肉，而不是集中在腰椎。

2. 膝关节保护

下蹲时膝盖朝向脚尖方向，避免内扣或外翻；上下楼梯时全脚掌着地，不要只用前脚掌支撑；运动后若膝盖前侧疼痛，可能是髌腱炎信号，须减少跳跃动作。

3. 呼吸配合

力量训练时，发力时呼气（如举起哑铃时呼气），放松时吸气；有氧运动采用"三步一呼、三步一吸"的节奏，避免浅呼吸导致缺氧。

（五）科学恢复

恢复方法选择对了，就是给身体"正确充电"。许多中老年人误以为"每天坚持才有效"，其实，恢复与锻炼同等重要。

1. 运动后即时恢复

冷身运动时，运动结束前5分钟逐渐降低强度，如从跑步转为慢走；

静态拉伸时，要注意每个主要肌群拉伸 20～30 秒，如大腿前侧（扶墙屈膝抓脚踝）、小腿（推墙压脚跟）；补充营养时，要在运动后 30 分钟内摄入含蛋白质和碳水化合物的食物，如酸奶＋香蕉，促进肌肉修复。

2. 日常恢复管理

要交替训练，今天重点练上肢，明天就练下肢，让肌肉有 48 小时修复时间；还要有睡眠保障，深度睡眠时生长激素分泌量是白天的 3 倍，建议每晚保证 7 小时睡眠；另外可以加上理疗辅助，每周用泡沫轴放松肌肉 1～2 次，重点滚动大腿外侧（髂胫束）和背部。

3. 警惕过度训练信号

例如，晨起静息心率比平时高 5 次/分钟以上、睡眠质量下降、情绪烦躁、运动表现持续下降等，出现这些症状应立即休息 3～5 天。

（六）综合防护策略

除了常规的运动注意事项，中老年还需要特别注意以下 3 点。

（1）运动环境的评估，若雨后湿滑路面易摔跤，建议改为室内运动；雾霾天户外运动应佩戴 PM2.5 过滤口罩。

（2）慢性疾病日常管理，高血压患者避免头部低于心脏的动作（如倒立）；糖尿病患者运动前后检查足部，预防水泡发展为溃疡。

（3）应急措施的准备，随身携带急救卡（写明血型、过敏史、紧急联系人），运动场所确保有 AED 除颤器可用。

运动是一把"双刃剑"，科学使用能强身健体，盲目蛮练则可能伤身。中老年人运动时应始终牢记"适度"二字——像煲汤一样，火候到了自然香。建议定期记录运动日志，包括项目、时长、身体反应等，三个月后回看，既能总结进步，也能及时发现问题并加以改善。

第二章 饮食与养生,吃出健康

一、均衡饮食,如何科学搭配三餐

均衡饮食是健康生活的基石。对于中老年人而言,由于身体代谢强度和消化功能逐渐减弱,如何在日常饮食中做到营养均衡,科学搭配三餐,既满足日常能量需求,又防止因营养不良引发的各类疾病,是一个亟待解决的问题。

(一)均衡饮食的基本原则

均衡饮食要求在一日三餐中合理摄取蛋白质、脂肪、碳水化合物、维生素、矿物质和水分等各类营养素。中老年人应遵循"荤素搭配、谷物为主、适量油脂、低盐低糖"的原则。

(1)荤素搭配:动物性食品和植物性食品要合理组合,既保证优质蛋白质的摄入,又补充植物纤维和微量营养素。

(2)谷物为主:主食部分应以全谷物、杂粮为主,既提供充足能量,又能增加膳食纤维,有助于肠道健康。

(3)适量油脂:选择植物油和鱼油等健康脂肪,避免摄入过多饱和脂肪和反式脂肪。

（4）低盐低糖：中老年人易患高血压、糖尿病，因而要控制盐和糖的摄入量，保持血压与血糖稳定。

（二）早餐：开启活力一天的关键

早餐作为一天中最重要的一餐，不仅能补充夜间消耗的能量，更为大脑和全身提供清晨的活力。科学的早餐搭配应包括以下4个部分。

（1）主食部分：可以选择全麦面包、燕麦粥或杂粮粥，既能提供复合碳水化合物，又能保持血糖稳定。

（2）蛋白质来源：鸡蛋、低脂牛奶或豆制品均为良好的选择，帮助维持肌肉力量和免疫功能。

（3）新鲜蔬果：适量加入水果或蔬菜，如香蕉、苹果、胡萝卜、番茄，不仅提供维生素和矿物质，还能增加膳食纤维的摄入。

（4）坚果适量：几颗核桃、杏仁或腰果，可以补充健康脂肪和微量元素，但注意不宜过量。

合理的早餐不仅可以使身体在晨起后迅速恢复活力，还能为一天的能量平衡奠定基础。研究表明，规律而营养丰富的早餐有助于提高记忆力、稳定情绪，降低心血管疾病的风险。

（三）午餐：平衡膳食与能量供给的中坚

午餐是一天中能量摄入最为重要的一餐，应当注重营养的全面性和均衡性。科学搭配午餐，应注意以下4点。

（1）多样化主菜：选择鱼、禽、瘦肉等优质蛋白质，同时搭配豆制品，确保蛋白质种类多样。

（2）丰富蔬菜：至少包括两到三种不同颜色的蔬菜，提供丰富的维生素、矿物质和抗氧化物质，促进消化和吸收。

（3）适量主食：可以选择米饭、面条或杂粮，适量摄入复合碳水化合物以维持下午的能量供应。

（4）合理调味：在保证风味的前提下，控制油、盐、糖的使用，既保留食物原味，又不增加额外的负担。

午餐搭配的原则在于"荤素比例协调、膳食纤维充足、低脂低盐"，在满足能量需求的同时避免过多摄入热量，防止餐后血糖迅速升高或脂肪摄入过多而引发健康问题。适当进餐后还可选择喝一杯淡茶或温开水，促进消化和新陈代谢。

（四）晚餐：轻盈而营养的温馨收官

晚餐对于中老年人来说尤为重要。晚餐过于油腻或量大，容易导致消化不良、睡眠障碍等问题；而晚餐过于简单，则可能导致夜间饥饿和低血糖。科学搭配晚餐应遵循以下原则。

（1）适量主食：晚餐主食应适量减少，避免过多碳水化合物引起胃肠负担，但仍须保证充足能量。

（2）高纤低脂：选择清蒸、煮或凉拌的烹调方式，保证食物原汁原味，减少油炸、烧烤等高脂食品的摄入。

（3）多样蔬菜：多吃绿色蔬菜和菌类，不仅可以补充维生素和膳食纤维，还能起到排毒作用。

（4）易消化蛋白质：适量摄入鱼、豆腐或鸡胸肉等易于消化的蛋白质，满足夜间修复需求。

（5）温和汤品：适量饮用清淡汤品，如蔬菜汤或鱼汤，既有助于水分的补充，又能促进消化和吸收。

晚餐不仅是一天能量的收官，更是全身放松、调节生理机能的重要时刻。合理的晚餐搭配有助于改善睡眠质量，促进肠胃健康，避免因饮食不当引发的肥胖和代谢疾病。

（五）三餐之间的合理加餐

对于中老年人来说，适量加餐可以在三餐之间保持血糖稳定，避免因饥饿过度而暴饮暴食。健康的加餐选择包括以下4种。

（1）水果：如苹果、梨、香蕉、橙子，既能提供天然糖分和膳食纤维，又含有丰富的维生素。

（2）坚果：如核桃、杏仁等，富含不饱和脂肪酸和矿物质，有助于促进心血管健康。

（3）酸奶或低脂牛奶：提供优质蛋白质和钙质，促进骨骼健康。

（4）粗粮饼干：含有全谷物和膳食纤维，是理想的加餐选择，但应注意控制摄入量。

科学合理的三餐与加餐安排，是维持中老年人稳定能量供应和健康体重的重要保证。通过定时定量、合理分配各类营养素，可以有效预防因不当饮食引起的各类慢性疾病和代谢异常，确保身体在任何时刻都处于最佳状态。

二、中老年人的营养需求

随着年龄增长，人体各项生理机能发生变化，营养吸收与代谢能力逐渐下降，故而中老年人的营养需求也与年轻时有所不同。了解中老年人的特殊营养需求，有助于科学设计膳食结构，预防营养不良。

（一）蛋白质的合理摄入

中老年人随着年龄增长，新陈代谢减缓，机体组织修复能力下降，蛋白质的摄入尤显重要。蛋白质不仅为肌肉、器官和免疫系统提供构建材料，还能参与激素、酶等生理活性物质的合成。中老年人应根据体重、活动水平及健康状况调整每日蛋白质摄入量，通常建议每天每公斤体重摄入1.0～1.2克蛋白质（须结合个体健康状况进行调整）。优质蛋白质主要来源于鱼、禽、瘦肉、蛋类及豆制品，搭配适量乳制品可补充多种氨基酸，维持身体机能稳定。

同时，应注意蛋白质的分布均匀，将一日三餐合理规划，避免集中摄入而造成消化负担。烹调方式宜采用蒸、煮、炖等方法，既保留蛋白质营养，又减少油炸和重油、腌制带来的不良影响。对于消化功能减弱者，可选用易于吸收的蛋白粉或豆浆补充营养，既能满足身体需要，也有助于肌肉力量维持。

此外，合理的蛋白质摄入还可以改善免疫力和修复受损组织，延缓衰老进程。中老年人平时可根据口味和习惯，结合当地饮食文化，设计多样化、富含蛋白质的菜单，形成健康、平衡的饮食结构，为身体提供持续能量和修复支持。适时配合适量运动，可促进蛋白质在体内的有效利用，增强体质和抗病能力，从而实现科学养生的目标。

（二）钙与维生素 D 的支持

骨骼健康是中老年人关注的重中之重，而钙和维生素 D 则构成维护骨密度的重要营养素。随着年龄增长，骨质流失加剧，易导致骨质疏松和骨折风险升高。钙是骨骼构成的重要元素，建议中老年人每日钙摄入量应达到 1000～1200 毫克，主要来源包括低脂牛奶、豆腐、深绿色蔬菜以及富钙的海产品。

维生素 D 则有助于促进钙的吸收和沉积，可通过适当的阳光照射以及摄入鱼肝油、蛋黄、强化维生素 D 的食品来补充。现代生活方式使得户外活动时间缩短，不少老年人存在维生素 D 缺乏的情况，因此，合理补充维生素 D 对预防骨质疏松至关重要。

在日常饮食中，应避免高盐食物摄入过多，因为过多的钠盐会加速钙的排泄，加重骨质流失。合理搭配含钙食物和富含维生素 D 的食品，有助于维持骨骼的强度与韧性。此外，建议中老年人定期检测骨密度，根据实际情况在医生指导下适量补充钙片或维生素 D，确保骨骼健康得到有效保障。通过科学调配与合理运动，能够改善骨骼代谢，降低跌倒和骨折风险，为健康晚年提供坚实基础。

（三）膳食纤维与微量元素的平衡

膳食纤维在中老年饮食中扮演着调理肠胃、预防便秘及降低慢性病风险的重要角色。充足的膳食纤维摄入能促进肠道蠕动，改善消化功能，并有助于维持血糖和血脂平稳。中老年人每日应摄入 25～30 克膳食纤维，主要来源于全谷物、豆类、蔬菜、水果及坚果。

同时，各种微量元素（如铁、锌、硒、铜等）对维持机体正常功能具有重要意义。铁是预防贫血的关键，而锌与硒则参与免疫调节和抗氧化反应，有助于减缓衰老。合理搭配红肉、海鲜、坚果和全谷物，不仅能满足微量元素的需求，还能提高整体营养吸收率。

为确保膳食平衡，建议中老年人制订多样化饮食计划，注重不同颜色蔬菜和多种水果的摄入，从而获得丰富的维生素和矿物质。通过科学组合各类食材，既满足日常能量需要，又有效预防代谢性疾病的发生。记录饮食日记和定期体检有助于了解自身营养摄入情况，及时调整饮食结构，达到全面调理、健康养生的目的。

（四）维生素群的综合调理

中老年人身体机能下降，免疫力减弱，对维生素的需求随之增加。维生素群中的多种成分，如维生素 C、维生素 E、B 族维生素等，在抗氧化、能量代谢、神经系统维护和免疫调节方面均发挥着重要作用。维生素 C 能够帮助清除自由基，促进伤口愈合和胶原蛋白合成；维生素 E 则起到保护细胞膜和延缓衰老的作用。

同时，B 族维生素中的维生素 B_1、维生素 B_2、维生素 B_6 和维生素 B_{12} 参与体内能量转换、神经传导和红细胞生成，尤其对预防记忆力减退及神经退行性疾病具有积极意义。中老年人每日可通过多种蔬果、全谷类、瘦肉、鱼类和坚果摄取充足维生素，同时可选择适量的维生素补充剂，但必须遵循科学用量，避免过量。

饮食中建议采用多样化摄入原则，不依赖单一食材，而是通过合理搭配多种食物群，形成互补机制。为提高吸收效率，可在餐后摄入富含维生素的食物，并结合适当的烹调方法，减少水溶性维生素的流失。定期监测血液中各类维生素水平，有助于及时发现不足，从而采取个性化的调理方案，保障机体代谢和免疫功能的正常运转。

（五）健康脂肪与抗氧化物质

健康脂肪在中老年人的饮食中具有双重意义，一方面，为机体提供必需脂肪酸，维持细胞结构与功能；另一方面，高质量脂肪还能促进脂溶性维生素的吸收。推荐选择不饱和脂肪酸丰富的食物，如深海鱼、亚麻籽、橄榄油和坚果等，帮助降低心血管疾病风险。

抗氧化物质则在中老年健康中起到防止自由基损伤、延缓细胞衰老的重要作用。食物中天然存在的抗氧化成分，如多酚类、黄酮类、维生素 E 等，可有效抵御氧化应激，保护细胞免受损害。建议通过多种食材，如蓝莓、葡萄、绿茶、胡萝卜等，补充足量抗氧化剂。

此外，合理搭配脂肪酸和抗氧化物质，可促进心脑血管健康和改善血脂水平。饮食中尽量避免反式脂肪和饱和脂肪摄入过多，同时保持整体热量控制，形成低能量、高营养密度的饮食模式。坚持长期摄入健康脂肪与抗氧化食品，有助于调节炎症反应、保护神经细胞，并为体内各项代谢活动提供稳定能量，进而支持中老年人维持活跃、健康的生活状态。

（六）水分与电解质平衡

水分是维持生命活动的基础，尤其对于中老年人来说，体内水分减少容易引发便秘、尿路感染等问题。保持充足水分摄入对于调节体温、促进代谢、输送营养和排除废物至关重要。中老年人每日饮水量应根据体质、活动量和气候条件适当增加，一般建议保持在 1500～2000 毫升，同时注意避免一次大量饮水。

此外，电解质（如钠、钾、镁、钙等）在体液平衡和神经传导中发挥关键作用。适量摄入富含电解质的食物，如香蕉、橙子、绿叶蔬菜及坚果，有助于维持细胞内外渗透压平衡，改善疲劳感和心律不齐问题。由于老年人体内调节功能减弱，容易出现电解质紊乱，因此，饮食中既要确保电解质充足，又应避免过量，特别是钠盐摄入须严格控制，以免引发高血压和水肿。

为实现科学的水盐平衡管理，中老年人可根据医生建议，定期监测体内电解质水平，并在饮食中适当加入低盐、低脂食物，调和体内环境。结合日常适量运动和规律作息，有助于促进血液循环和细胞新陈代谢，从而达到整体健康状态的稳定调节。通过科学安排水分与电解质摄入，既能预防脱水和便秘，又能为全身各系统提供必要的支持，进一步促进中老年人的健康与活力。

三、饮食误区与常见健康谣言

在信息爆炸的时代，饮食方面的误区和谣言层出不穷，尤其针对中老年人群体。不少所谓的"健康秘方"或"神奇疗效"往往缺乏科学依据，甚至对健康产生负面影响。识别并避免这些饮食误区，对中老年朋友来说至关重要。

（一）高热量低营养食物的误区

市场上充斥着各种高热量、低营养的垃圾食品，容易使人误以为摄入高能量即可满足身体需要。

1. 油炸食品和高糖点心

过多摄入油炸食品、糖果、甜点虽能短暂提供能量，但长期食用会增加体内脂肪堆积，导致肥胖、糖尿病和心血管疾病。

2. 速食与加工食品

速食、罐头、腌制食品等虽然方便快捷，但其中含有较高的盐分，容易对肠胃和代谢系统造成负担。

（二）"神奇食疗"与偏方谣言

许多所谓的"神奇食疗法"在网络上广为传播，如某种食物能治百病、延缓衰老或有降血压的奇效，但多数缺乏严格的科学验证。

1. 单一食物万能论

有观点宣称某种食物（如大蒜、蜂蜜、枸杞）具有神奇疗效，能替代药物治疗各种疾病。实际上,任何食物都不可能成为万能药。科学饮食应注重多样性和均衡性,而非依赖单一食材。

2. 偏方与民间疗法

部分民间偏方未经现代医学验证,可能存在安全隐患。中老年朋友在听闻此类偏方时,应保持理性,避免盲目跟风,必要时应咨询专业医生或营养师。

(三)饮食与体重管理的误区

中老年人常因新陈代谢减慢而容易发胖,市场上出现许多声称"速效瘦身"的饮食方法和产品,中老年朋友应理性判断,避免陷入"减肥陷阱"。

1. 极端节食与单一断食

极端节食或只吃某一种食物虽能短期内减重,但长期来看会损伤身体免疫力和新陈代谢,效果适得其反。

2. 偏重"减肥食品"宣传

许多减肥食品宣称低卡高纤,但实际营养成分和安全性存在疑问,使用不当可能导致营养失衡。中老年朋友应通过科学运动和合理膳食来实现体重管理,而非依赖所谓"神奇食品"。

(四)误区辨析:科学与谣言的界限

正确的饮食观念应基于科学研究和权威机构的指导。

1. 关注权威信息

建议中老年朋友多关注卫生部门、营养学会和专业医学机构发布的饮食指南和健康报告,甄别网络上的不实信息。

2. 结合自身状况进行选择

每个人的身体状况不同,不应盲目模仿他人的饮食方式。应结合个人健康情况和实际需求,制定适合自己的饮食方案。

3. 主动咨询专业人士

遇到饮食方面的疑问时,及时向营养师、医生或专业机构咨询,避免因信息不全而走入误区。

四、中老年常见慢性疾病的饮食调理

中老年人群体中,高血压、糖尿病、高脂血症、心血管疾病等慢性疾病较为常见。饮食调理在这些疾病的预防和管理中起到至关重要的作用。通过科学合理的饮食,不仅能缓解病情,还能提高生活质量。

(一)高血压患者的饮食调理

高血压患者在日常饮食中应注重控制钠盐摄入,同时补充足量钾、镁和钙等微量元素。建议首先减少加工食品以及咸菜、酱油等高盐调味品的使用,选用低盐或无盐调味料。日常烹调时,可采用蒸、煮、炖等方法,尽量避免油炸和煎烤,降低油脂的摄入。推荐多食用新鲜蔬果,如香蕉、菠菜、橙子等富含钾元素的食物,这些食物有助于平衡体内钠钾比例,缓解血管紧张。

同时,适量摄入全谷物、豆类及坚果等食品,能够提供足够的膳食纤维和不饱和脂肪酸,对维护血管弹性、降低胆固醇水平具有积极作用。此外,可选择低脂乳制品和鱼类,改善血脂异常问题。饮食结构上,可借鉴

DASH饮食模式，即多摄入水果、蔬菜、全谷物、瘦肉及低脂乳制品，限制红肉、精制糖和高盐食品的摄入。

为增强调理效果，建议每日分几次少量进餐，避免暴饮暴食，保持血糖及血脂的平稳波动。饮水量也须合理安排，每日保证足量饮水，但对水肿明显者应遵医嘱限制摄入。定期记录血压变化，与医生沟通调整饮食方案是长期管理的重要环节。

此外，适当辅以运动、减压和充足睡眠，可在整体调理中发挥协同作用。饮食调理并非单一手段，而是综合生活方式干预的一部分，患者应结合个体差异，制定个性化方案。通过长期坚持合理饮食和健康生活习惯，能够有效控制血压水平，降低心脑血管意外风险，逐步实现病情的稳定管理。

高血压食养药膳便方

1. 山楂菊花粥

原料：山楂9克，菊花6克，粳米40克。

做法：山楂、菊花浸泡，煎取汁，去渣。将煎取的药汁与粳米（洗净）及适量水同入锅内，大火煮沸，转小火煲粥。不忌糖者可于粥将熟时入白糖适量再煮1～2沸即可。可供1人一日分1~2次服。

食养作用：消食化积，散瘀化浊，清肝明目。

备注：山楂、菊花均有助于降血压。胃酸过多症或嘈杂吞酸者慎用。忌糖者不用白糖，并酌减粳米用量。

2. 菊花决明代茶饮

原料：菊花3克，决明子3克，夏枯草6克，生山楂6克，四者共为粗末。

做法：所有原料一起加水浸泡，水煎煮沸数分钟后倾入茶壶或水杯，代茶饮；或开水沏，代茶饮。

食养作用：清肝明目，化瘀降浊。

备注：适用于肝经热盛、肝阳亢盛而又有瘀浊者。有助于降血压、降血脂和防止动脉粥样硬化。

（二）糖尿病患者的饮食调理

糖尿病患者的饮食调控应着眼于血糖平稳与能量合理分配，关键在于选用低血糖生成指数（GI）的食物，并保持膳食均衡。建议每日三餐定时定量，尽量减少精制糖和高 GI 碳水化合物摄入，主食可选用糙米、全麦面包等富含膳食纤维的谷物，既满足能量需求，又有助于延缓餐后血糖升高。

在搭配上，蛋白质和脂肪的选择应趋向于低脂、优质来源，如鱼类、禽肉、豆制品及低脂奶制品，这不仅有助于血糖调控，还能保护心血管健康。同时，丰富的蔬菜和适量水果则提供多种维生素、矿物质和抗氧化物质，有助于改善胰岛素敏感性。尤其推荐食用绿叶蔬菜、浆果类水果，因为其热量低、纤维丰富且含糖量适中。

另外，合理安排饮食比例至关重要。可采用少量多餐的方式，将每日总能量分配到多次进餐中，避免一次进食过多导致血糖急剧波动。搭配适度运动，如餐后散步、太极拳等，有助于促进葡萄糖利用，进一步平稳血糖。饮食调理过程中，建议记录每日饮食和血糖变化，便于与医生或营养师共同调整方案。

同时，还应关注脂肪酸组成，优先摄入不饱和脂肪酸，减少饱和脂肪酸和反式脂肪酸摄入，以降低心血管并发症风险。适量摄入坚果、橄榄油等食物，既满足能量需求，又有助于炎症调控。糖尿病的饮食调理不仅是控制血糖，更是一种综合管理方式，需要在保证营养均衡的基础上，逐步形成健康、稳定的生活模式，改善长期病程和生活质量。

糖尿病食养药膳便方

1. 石斛玉竹粥

原料：铁皮石斛3克，玉竹3克，枸杞3克，粳米40克。

做法：铁皮石斛、玉竹洗净，浸泡，煎取汁，去渣。煎取的汁液与洗净的粳米、枸杞子及适量水加入锅中，大火煮沸，转小火煲粥。可供1人一日分2次服。

食养作用：滋阴生津，补益肝肾。

备注：适用于糖尿病阴虚者，表现为口干口渴，潮热盗汗，舌红苔少，脉细数等。阳虚阴盛者忌服。

2. 黄玉葛根代茶饮

原料：黄精3克，玉竹3克，葛根6克，生山楂3克，四者共为粗末。

做法：所有原料一起加水浸泡，水煎煮沸数分钟后倾入茶壶或水杯，代茶饮；或开水沏，代茶饮。

食养作用：益气养阴，清热生津，通络化瘀。

备注：该方标本兼顾，这四味都有助于降糖、降脂、抗氧化、改善免疫等，葛根、山楂则有助于改善血液循环和微循环，所以可辅助防治消渴和并发症，就可望起到"治未病"的效果。

（三）高脂血症患者的饮食调理

针对高脂血症，合理饮食至关重要，关键在于降低饱和脂肪和反式脂肪的摄入，同时增加膳食纤维和不饱和脂肪酸的比例。建议日常饮食中多选用植物油，如橄榄油、菜籽油等，替代动物油和黄油。在烹饪方式上，应倾向于蒸、煮、炖，避免油炸及过多的调味品使用，以减少额外脂肪摄入。

高脂血症患者应控制红肉及高脂肪乳制品的摄入，转而增加鱼类、家禽和豆制品等优质蛋白质来源。鱼类中丰富的 Omega-3（Ω-3）脂肪酸有助于改善血脂状况，建议每周食用 2~3 次鱼肉。此外，增加全谷物、蔬菜、水果和豆类的摄入，不仅可以提供丰富的膳食纤维，还有助于降低体内胆固醇水平。

饮食中应注意定时定量，避免暴饮暴食对脂质代谢的不利影响。可通过每日分餐的方式，将一日三餐及适量加餐进行合理分配，保持能量摄入平衡。与此同时，建议适当搭配运动，协同促进血脂改善。饮食调理过程中，可结合体检结果与医生建议，动态调整膳食结构，实现血脂水平的持续控制。

还须注意控制饮酒、戒烟，因为酒精和烟草都会对血脂代谢产生负面影响。合理膳食管理与生活习惯的改善相辅相成，既能降低低密度脂蛋白胆固醇（LDL-C），又能提升高密度脂蛋白胆固醇（HDL-C），达到全面调控血脂的目的。通过长期坚持低脂、低胆固醇、高纤维的饮食方式，高脂血症患者不仅能改善血脂指标，还可显著降低心血管疾病风险，实现健康管理目标。

高脂血症食养药膳便方

1. 陈皮佛手山楂粥

原料：陈皮 3 克，佛手 3 克，山楂 6 克，粳米 40 克。

做法：陈皮、佛手、山楂浸泡，煎取汁，去渣。将煎取的药汁与粳米（洗净）及适量水同入锅内，大火煮沸，转小火煲粥。可供 1 人一日分 2 次服。

食养作用：祛痰化瘀，燥湿行气。

备注：此粥适用于肢体困重、大便黏滞，或有固定部位刺痛，舌质暗或有瘀斑，舌苔厚腻的血脂高者。也可用于工作劳神，久思气结，忧思伤脾而食欲下降，胃胀胃痛，腹满而排便无力者。

2. 山楂荷叶代茶饮

原料：山楂5克，荷叶3克，决明子3克，3者共为粗末。

做法：所有原料一起加水浸泡，水煎煮沸数分钟后倾入茶壶或水杯，代茶饮；或开水沏，代茶饮。

食养作用：消食活血，化浊降脂。

备注：适用于有食积、血瘀、湿浊及肝热而血脂高者。

（四）冠心病患者的饮食调理

冠心病患者的饮食策略应围绕降低心血管风险、稳定斑块和改善血液流变性展开。饮食中必须严格限制饱和脂肪、胆固醇和反式脂肪的摄入，建议多选用鱼油、亚麻籽油等富含不饱和脂肪酸的食品，有助于降低血液中有害脂质水平。

此外，增加蔬果、全谷类和豆类食品的比例，不仅能提供充足的抗氧化物质，还能改善内皮功能，减少血管炎症。每天摄入的膳食纤维能促进胆固醇排泄，有助于降低动脉粥样硬化风险。建议患者每日摄入多种颜色的蔬菜和水果，如胡萝卜、蓝莓、橙子等，多样化的选择能提供多种维生素和矿物质。

适量优质蛋白质的摄入也十分关键，可选用瘦肉、鱼类或豆制品，既能满足营养需要，又能控制脂肪总量。每日餐次安排上，可采用少量多餐方式，既避免血糖大幅波动，又能维持心脏稳定负荷。饮食中适当加入富含镁、钾、钙等矿物质的食物，如绿叶蔬菜和低脂奶制品，对维护心肌功能和调节血压都有帮助。

冠心病患者在调理过程中，还应注意限制含糖饮料和高热量零食的摄入，以免引发肥胖和胰岛素抵抗，从而增加心血管负担。搭配适度有氧运动，如散步、慢跑、游泳等，能够进一步改善心血管功能。饮食调理不仅要注重食品种类和烹饪方法，还要根据个体病情、体质和医生建议进行个性化调整。长期坚持科学饮食与健康生活方式，有望有效降低心血管事件发生率，提高生活质量。

冠心病食养药膳便方

1. 桃仁山楂粥

原料：桃仁3克，山楂6克，姜黄2克，粳米40克。

做法：桃仁、山楂、姜黄浸泡，煎取汁，去渣备用。将煎取的药汁与洗净的粳米及适量水同入锅内，大火煮沸，转小火煲粥。可供1人一日分2次服。

食养作用：活血散瘀，消痹止痛。

备注：适用于心脉痹阻证，证见胸前刺痛，痛处固定不移，入夜尤甚，舌质紫暗，有瘀点者。妇女经期、孕妇慎用；脾虚便溏者慎用。

2. 红参山楂代茶饮

原料：红参2克，山楂5克，两者共为粗末，大枣1枚（切开）。

做法：所有原料一起加水浸泡，水煎煮沸数分钟后倾入茶壶或水杯，代茶饮；或开水沏，代茶饮。

食养作用：补气活血。

备注：适用于血瘀体质而兼有气虚者。冠心病者可作辅助调理养生茶饮。

（五）骨质疏松症患者的饮食调理

预防和调理骨质疏松症的饮食方案侧重于补充充足的钙、维生素D和蛋白质，同时避免过量咖啡因和盐分摄入。骨骼健康离不开钙质，因此应多食用富含钙的食品，如低脂奶制品、豆腐、绿叶蔬菜、鱼虾等，保证每日钙质摄入达到建议标准。维生素D的作用在于促进钙的吸收，可通过晒太阳和摄入鱼肝油、蛋黄、强化食品等方式来补充。

蛋白质则是构建骨基质的重要成分,建议选择优质蛋白,如鱼、禽、瘦肉及大豆制品,既能满足身体需求,又不致摄入过多脂肪。此外,适量摄入维生素K、镁、锌等维生素和微量元素也对骨骼新陈代谢有积极影响。日常饮食中应尽量减少高盐、高咖啡因及高磷食品的摄入,因为这些食品会加速钙的排泄,削弱骨密度。

合理的饮食安排还应注重膳食多样化,搭配全谷物、水果、蔬菜等有助于维持体内酸碱平衡,从而保护骨骼。饮食习惯上,宜少量多餐,保持稳定的营养供给。结合适度负重运动,如快走、太极、轻量训练等,不仅能增强肌肉力量,还能刺激骨骼增生,改善骨密度。

定期监测骨密度和血钙水平有助于及时调整饮食方案,建议在医生指导下进行个性化营养干预。饮食调理是骨质疏松防治的重要组成部分,患者在日常生活中应综合考虑饮食、运动及生活习惯,逐步构建一个科学、平衡的健康模式,从而延缓骨质流失、降低骨折风险,保障晚年生活的独立与活力。

骨质疏松症食养药膳便方

1. 枸杞杜仲叶炖排骨

原料:猪排骨200克,枸杞10克,杜仲叶10克,生姜3片,盐适量。

做法:排骨焯水去血沫,与枸杞、杜仲叶、生姜一同放入炖锅,加清水适量。大火煮沸后转小火炖1.5小时,加盐调味即可。

食养作用:补肝肾,强筋骨。

备注:排骨富含钙和胶原蛋白,适合肝肾不足型骨质疏松,有助于缓解腰膝酸软。

2. 核桃山药黑豆粥

原料：核桃仁 15 克，山药 12 克，黑豆 20 克，粳米 50 克，冰糖少许。

做法：黑豆提前浸泡 2 小时，与粳米、核桃仁、山药一同入锅，加水煮粥。粥熟后加少量冰糖调味，早餐食用。

食养作用：补肾壮骨，益精健脾。

备注：本粥富含钙、维生素 E，可用于辅助增强骨密度。

（六）慢性阻塞性肺疾病患者的饮食调理

慢性阻塞性肺疾病患者在饮食方面需要特别关注营养均衡与抗氧化支持。由于呼吸困难和代谢增加，患者常存在体重下降及肌肉消耗问题，因此，饮食调理应注重高蛋白、适量热量及易于消化吸收。可增加鱼类、鸡蛋、豆制品及低脂乳制品等优质蛋白质摄入，帮助维持肌肉质量和免疫功能。同时，建议适量摄入全谷物、蔬果等富含纤维和抗氧化成分的食品，以减轻氧化应激和炎症反应。

此外，因病情常伴有慢性炎症，摄入富含 $\Omega-3$ 脂肪酸的食物，如深海鱼、亚麻籽等，有助于调控炎症反应，改善呼吸功能。饮食中应减少饱和脂肪、过量糖分和精制碳水化合物，防止体重剧降和血糖波动。合理的热量摄入对于抵御消耗尤为关键，建议每天适量增加能量密度较高的食品，如坚果、干果，但须注意控制总脂肪摄入，以免引发其他代谢问题。

考虑到患者可能存在消化不良的问题，建议选择低油、低盐、温和烹饪方式，如炖、煮、蒸等，减少对消化系统的刺激。饮水充足也是调理的重要环节，每日保证适量饮水可帮助稀释痰液，利于呼吸道分泌物排出。

另外，可辅以适当的维生素补充，尤其是维生素 C 和维生素 E，这些抗氧化物质有助于保护肺部组织，减轻慢性炎症。定期与营养师和医生沟通，根据体重、肺功能及临床指标调整饮食结构，是确保疗效的重要措施。通过科学调配饮食，患者不仅能改善营养状况，还能在一定程度上缓解病情、提高生活质量，为康复提供坚实的营养支持。

慢阻肺食养药膳便方

1. 黄芪核桃鸡汤

原料：黄芪 10 克，核桃仁 12 克，蛹虫草 3 克，鸡肉 150 克（切块），红枣 3 枚（去核），生姜 3 片，盐少许。

做法：所有材料放入锅中，加水适量，大火煮沸后转小火炖 1.5 小时，加盐调味。

食养作用：补肺益肾，纳气平喘。

备注：适合肺肾两虚型慢阻肺患者，表现为气短、动则喘甚、腰膝酸软。

2. 茯苓陈皮粥

原料：茯苓 9 克，陈皮 5 克，桔梗 3 克，粳米 40 克。

做法：茯苓、陈皮、桔梗洗净，加水煎煮 20 分钟，去渣取汁。煎取的药汁与粳米同煮成粥。不忌糖者，可加冰糖少量调味。

食养作用：健脾祛湿，理气化痰。

备注：适合痰湿阻肺型患者，表现为痰多胸闷、舌苔白腻。

（七）综合调理与个性化饮食方案

每位中老年朋友的健康状况各不相同，饮食调理需要结合具体病情进行个性化设计。

1. 定期检测与饮食调整

定期检测血压、血糖和血脂，根据检测结果，在医生和营养师的指导下调整饮食计划。

2. 饮食记录与反馈机制

建议养成记录饮食和身体反应的习惯，通过日记形式监控自己的膳食情况，及时发现问题并进行调整。

3. 配合药物治疗与生活方式改变

饮食调理只是辅助，不能盲目迷信，应该根据病情，与药物治疗、适量运动及其他生活方式改变相结合，形成综合防治方案，最大程度改善病情，提升生活质量。

希望各位中老年朋友能够以科学为导向，结合自身实际，制订合理的膳食计划，让饮食不仅仅是味蕾的享受，更成为养生、延年益寿的重要途径。珍惜每一餐、关注每一口食物的营养，为您的健康保驾护航，让您在享受美味的同时，活出健康、快乐的人生。

第三章 心理健康，快乐心态

一、调整情绪，保持良好心态

中老年时期不仅是人生阅历最为丰富的阶段，更是情感与思维不断沉淀与升华的时刻。随着年龄的增长，许多人开始担忧身体健康、家庭责任以及社会角色的转变，而这些担忧往往会影响内心的平静与愉悦。实际上，心理学中的"积极老龄化"理论正是为了解决这些问题而提出的，它强调在晚年依然保持乐观心态、主动面对生活中的各种挑战，从而使心理与生理状态达到良性互动。

"积极老龄化"的核心在于通过认知重构和行动参与实现身心平衡，主动调整自己的情绪，需要意识到生活中的不如意和挫折都是常态，而并非个体的缺陷。很多时候，我们常常将一时的不顺看得太重，忽略了在这一过程中成长的契机。保持积极心态的第一步，就是学会接纳自己，接纳那些不完美的瞬间。在面对生活中的起伏时，适时地进行情绪调节是必不可少的。

（一）接纳现实，重塑内心

在中老年阶段，我们往往面临退休、子女离家、身体机能逐渐下降等现实问题。这些问题不可避免，但如何面对完全取决于我们内心的态度。接纳现实并不意味着消极忍受，而是承认这一切存在的客观性，并在此基础上寻找改变的可能。正如积极老龄化理论所提倡的那样，我们可以尝试把这些看作是人生新阶段的契机，通过调整心态来发现更多生活的美好。

例如，当我们发现自己在体力不如以前时，可以尝试慢跑、散步或参加一些适合中老年人的健身活动，这不仅能改善体质，也能带来心灵上的愉悦。学会接纳自身的变化，同时寻找适合自己的生活方式，是保持良好心态的有效途径。

（二）培养乐观情绪，主动寻求快乐

中老年人往往容易陷入对过去遗憾或对未来不确定的焦虑之中。其实，"积极老龄化"要求我们把注意力更多地放在当前，学会欣赏眼前的一切美好。我们可以通过培养乐观情绪来调整自己的心态，如每天写下几件令自己感恩的小事，或者定期回忆过去那些充满欢乐的时刻，从中汲取积极能量。

此外，积极参与社区活动、志愿服务或学习新技能也有助于扩展社交圈，增添生活乐趣。面对生活中的各种挑战时，不妨多问自己："今天我还能收获什么？"这样一问，往往能将注意力转移到积极面，让我们发现生活中隐藏的无限可能。

（三）理解情绪波动，构建自我调节机制

情绪波动是人之常情，即使在中老年阶段也不可避免。学会理解这些波动的原因，并逐步建立自我调节机制，是实现积极老龄化的重要步骤。

当你感到情绪低落时，可以试着进行深呼吸、冥想或听听轻松的音乐，让心灵得到片刻的放松。同时，也可以利用日记记录情绪变化，分析其中的规律，找出最适合自己的调节方式。

对于一些长期情绪不稳定的朋友来说，寻求专业心理咨询也是一种明智的选择。专业人士可以帮助你识别情绪背后的深层原因，提供有效的解决方案，从而使你更好地掌控自己的情绪状态。

（四）从心态转变到行动

心态的调整需要内外兼修，不仅要有正确的认知，更需要付诸实践。很多时候，我们对未来的恐惧与不安源于对未知的抗拒，而"积极老龄化"要求我们勇敢迈出改变的步伐。无论是参与新活动、结识新朋友，还是探索新的兴趣爱好，都可以为生活注入新的活力。正是在不断尝试与适应中，我们才能真正体会到生活的美好。

因此，调整情绪、保持良好心态不仅是一种理念，更是一种生活方式。它要求我们在面对各种变化时，不畏惧、不退缩，而是以积极的态度迎接每一个新挑战，从而使人生在不断的进步中焕发出独特的光彩。

二、积极应对个体情绪缺失

随着中老年生活圈子的缩小和亲朋好友的相继离去，个体很容易出现情绪孤立和缺失的现象。这时，建立一个完善的心理支持系统显得尤为重要。心理支持系统不仅包括家庭和朋友，还可以涵盖社会组织、兴趣团体以及专业机构等多种形式。通过有效的支持系统，我们可以在情绪低落时得到及时的关怀和帮助，避免陷入孤独的漩涡。

（一）家庭的温暖与陪伴

家庭始终是中老年人最坚实的后盾。子女、兄弟姐妹、配偶等亲密关系不仅能够提供物质上的支持，更能在精神上给予充分的慰藉。面对生活中的种种困扰，与家人倾诉往往能带来意想不到的效果。

在家庭中建立良好的沟通机制尤为重要。例如，可以定期组织家庭聚会，共同分享生活中的点滴变化；也可以在日常生活中，互相关心、互相鼓励，及时消除误会和隔阂。这样一来，家庭不仅是一个生活场所，更是一个充满关爱与温情的港湾，让每个家庭成员都能在其中感受到支持与力量。

（二）社区与社会组织的力量

除了家庭，社区也是中老年人构建心理支持系统的重要组成部分。如今，许多社区都开设了老年人活动中心、健康讲座等项目，旨在帮助老年人建立广泛的人际关系。参与这些活动不仅能拓展社交圈，更能让老年人在交流中发现自己独特的价值和潜力。

（三）兴趣小组与同伴交流

兴趣小组是构建心理支持系统的另一重要途径。通过与志趣相投的人一起参与某项活动，不仅能够增加生活乐趣，还能在共同的爱好中找到情感共鸣。无论是爱好园艺、书法、烹饪，还是参与旅行、摄影等活动，都能让人们在分享中体验到被理解和认同的温暖。

同伴之间的交流往往能够打破孤独感，让人们在互相倾诉中发现问题的普遍性，从而获得更多的心理慰藉。同时，同伴之间的正能量也能帮助大家更好地应对生活中的各种挑战，形成一个互助、共进的良好氛围。

（四）专业心理辅导与社会服务

当情绪问题较为严重，个人或家庭难以独自应对时，寻求专业心理辅导便显得十分必要。如今，许多医疗机构、心理咨询中心和社会服务组织都为中老年人提供免费的心理健康服务，帮助他们排解压力、调整情绪。专业心理辅导不仅能够在短时间内改善情绪状态，还能帮助中老年人建立更长久的心理调适策略，提升整体幸福感。

这些专业机构的出现，让中老年人在情绪低谷时不再孤单，他们可以通过与心理专家的沟通，深刻认识情绪问题背后的复杂性，并从中找到有效的应对方案。与此同时，专业心理辅导也能帮助他们更好地理解自己的心理需求，从而在未来的生活中主动构建一个更为坚实的心理支持网络。

（五）网络与数字时代的情感链接

随着科技的发展，互联网已经成为联络情感、构建支持系统的重要平台。许多中老年人开始学会使用智能手机和社交媒体，借此与远方的亲友保持联系，参与各种线上活动。虚拟社区和兴趣论坛为他们提供了一个全新的交流空间，即使身处异地，也能共享生活的点滴和感受彼此的温暖。

网络不仅能够拉近人与人之间的距离，更为中老年人提供了丰富的信息资源和精神慰藉。通过在线课程、健康讲座等方式，他们能够在家中就获得专业的指导和建议，从而有效地应对生活中的各种困扰。网络世界的便利与开放，为中老年人的心理健康提供了全新的视角和无限的可能。

构建一个完善的心理支持系统是中老年人走出情绪困境、迎接"积极老龄化"的重要保障。无论是家庭、社区、同伴交流，还是专业辅导和网络平台，每一种形式的支持都能在关键时刻发挥作用，让我们在充满挑战的人生阶段中，依然保持温暖与希望。

三、避免空巢焦虑的策略

"空巢期"是许多中老年人不可回避的话题。子女的"离巢"、家庭结构的变化，往往会给老年人带来孤独和失落感。这种空巢焦虑不仅影响情绪，还可能对身体健康产生负面影响。如何在这一阶段保持积极的心态，成为众多家庭和个人需要共同面对的问题。

（一）理解空巢现象，正视情感缺口

子女长大离家后，家庭重心便发生了转移。老年人突然失去了曾经热闹的生活氛围，心理上会感到一种难以填补的空虚。面对这种情形，首先要做的是正视空巢现象，并非将其视作失败或遗憾，而是看作人生阶段的一种自然变化。

理解"空巢期"的到来，其实也意味着子女已经独立，家庭责任得到分担。这不仅是对子女成长的肯定，也是老年人可以重新审视自我生活方式的契机。学会从另一个角度看待"空巢期"，将之视为重新发现自我、追寻兴趣的机会，可以在很大程度上缓解内心的焦虑。

（二）主动扩展社交圈，重建生活节奏

应对空巢焦虑，关键在于主动寻找新的生活重心。许多中老年人发

现，当他们将注意力从家庭中心转向社交活动和个人爱好时，内心的不安便会逐渐消解。参加社区活动、加入兴趣小组、结识志同道合的朋友，这些都是建立新生活节奏的重要方式。

例如，有的中老年人会选择参加健步走俱乐部或太极拳班，不仅强健体魄，也能在交流中感受到团队的温暖；有的中老年人则热衷于文化活动，如读书会、书法班等，从中获得精神上的充实。通过这些途径，生活便充满了新的意义和活力，"空巢"带来的孤独感也会随之减弱。

（三）制定新的生活目标，寻找自我价值

中老年时期正是重新定义自我价值的重要阶段。"空巢期"往往给人一种突然"空闲"的感觉，而这正是重新审视自我、制定新目标的良机。无论是学习一门新语言、培养一项新技能，还是投身公益事业，都能让生活充满目标感与方向感。

设定新目标的过程中，建议大家从自身兴趣和实际情况出发，制订切实可行的计划。每当一个阶段性目标达成时，内心的成就感便会激发出更多前进的动力。这种不断实现自我突破的过程，不仅能有效缓解空巢焦虑，更能为未来生活注入无限希望。

（四）家庭互动与沟通的再构建

虽然子女离家，但家庭关系并未因此终止。如何在保持距离的同时，保持温暖的亲情联系，成为缓解空巢焦虑的关键。现代通信技术的发展，使得家庭成员之间的互动更加便捷。通过视频通话、网络聊天等方式，中老年人可以随时了解子女的动态，分享彼此的生活点滴。

此外，家庭成员间也可以共同制订探亲计划，让每一次团聚都充满期待与温情。对于长期无法见面的家庭成员，定期的电话问候或书信往来，都是维护情感联系的重要方式。这些方法不仅能让中老年人感受到家庭的

关爱，也能使他们在心理上获得极大的安慰和支持。

（五）调整心态，走出孤独的阴霾

"空巢期"带来的孤独感是许多中老年人必须面对的现实问题。积极应对这种情绪，首先在于调整心态，学会在独处中发现生活的美好。独处并非孤独，相反，它为我们提供了与内心对话、反思生活的宝贵时光。

在独处时，不妨多关注内心世界，通过阅读、写作或其他独立的兴趣活动，让自己沉浸在充实与平和的氛围中。同时，也可以借助专业书籍或讲座，了解更多关于如何与孤独共处的智慧。这样一来，不仅能有效缓解"空巢期"带来的不安，更能让独处成为自我提升的重要时光。

空巢焦虑虽不可避免，但只要我们以开放的心态迎接变化，通过不断扩展社交圈、制定新目标以及与家庭保持紧密联系，就能在这一阶段找到属于自己的平衡与幸福。

四、中老年夫妻的和谐伴侣关系

夫妻关系在中老年阶段往往会面临新的挑战与变化。随着年龄的增长，健康状况、兴趣爱好以及生活方式可能都会出现分歧，这就需要双方不断调整与磨合，共同面对生活中的起伏。良好的夫妻关系不仅是家庭幸福的重要保障，更是维持心理健康的重要支撑。

（一）理解与包容，共同走过人生风雨

多年的相伴使得夫妻之间积累了丰富的生活经验，但同时也可能因个性、观念的差异而产生摩擦。中老年夫妻要学会理解对方，包容彼此的不足，这种理解不是一味地迁就，而是在尊重对方的基础上，共同探讨解决问题的办法。

沟通是协调夫妻关系的关键。平日里，多倾听对方的心声，哪怕是一句简单的问候或关心，都能起到纾解紧张情绪的作用。面对分歧时，双方不妨静下心来，理性分析问题的本质，寻找双方都能接受的解决方案。只有在互相尊重与理解的基础上，夫妻关系才能真正走向和谐。

（二）保持共同兴趣，共享生活乐趣

长期的相处中，夫妻共同兴趣的培养尤为重要。无论是一起散步、看电影，还是共同参与一些文娱活动，都能为生活增添不少乐趣。共同的爱好不仅能拉近彼此之间的距离，还能让双方在活动中发现对方未曾察觉的闪光点。

例如，一对热爱园艺的夫妻，在共同照料花草的过程中，不仅能享受劳动的乐趣，也能在每一朵花开时分享成功的喜悦；而热衷于旅行的伴侣，则可以通过共同探索未知的世界，增进彼此间的信任和默契。通过这些共享的体验，夫妻双方可以不断强化情感联结，构建更加稳固的伴侣关系。

（三）面对变化，寻找适应之道

随着年龄的增长，身体机能、生活节奏等都会发生变化，夫妻双方如何适应这种变化成为一个不可回避的问题。面对健康问题时，彼此之间应当给予更多的关心和照顾，共同制订适合双方的生活与锻炼计划。

在适应变化的过程中，保持开放的心态十分关键。双方可以定期进行健康检查，共同探讨饮食与锻炼方案，甚至一起参加一些适合中老年人的健康课程。这样不仅能提升身体素质，也能让夫妻双方在共同努力中获得成就感，进而巩固彼此的情感纽带。

（四）积极处理矛盾，建立有效沟通机制

在长期的相处中，矛盾和摩擦在所难免。关键在于如何处理这些矛盾，使其不至于演变成影响夫妻关系的重大问题。建立有效的沟通机制是解决矛盾的首要条件。每当出现分歧时，双方应冷静下来，给对方表达意见的空间，并耐心倾听对方的感受和建议。

在处理矛盾时，建议采取"换位思考"的方式，即站在对方的角度看问题。这样不仅能更好地理解对方的苦衷，也能使自己在情绪上获得平静。必要时，可以借助第三方，如家庭顾问或心理专家，帮助双方找到矛盾的根源并提出建设性意见。只有通过积极地沟通和相互尊重，夫妻关系才能在不断磨合中达到新的平衡。

（五）共同规划未来，构建温馨晚年

中老年夫妻在经历了大半生的风风雨雨后，最希望的莫过于一个温馨而宁静的晚年生活。共同规划未来，不仅是对过去生活的一种总结，更是对未来幸福生活的美好期许。双方可以一起讨论退休后的生活安排、旅游计划或者家庭聚会等事宜，从而为日后的生活规划一个清晰而充满期待的蓝图。

这种共同规划不仅能让双方在心理上感到充实，更能在实际行动中增强彼此的默契和依赖。每一个小目标的实现，都将成为未来幸福生活的基石，让夫妻双方在携手共度的日子里，收获更多温暖和感动。

中老年夫妻在协调思考和沟通中，应当以理解、包容和共同进步为原

则，既关注现实生活的点滴，也不忘展望未来的美好。只有在这样的基础上，夫妻关系才能在岁月流转中愈发坚固，为双方带来无限的精神慰藉和生活乐趣。

五、应对焦虑与失眠

焦虑与失眠是困扰许多中老年人的常见心理健康问题。工作压力减少后，内心未必平静，反而可能因担忧健康、未来或生活变化而频繁陷入焦虑状态。与此同时，睡眠质量的下降又反过来加剧焦虑情绪，使人陷入恶性循环。有效应对焦虑与失眠，需要从生理、心理和行为层面综合调适，找到适合自己的平衡之道。

（一）理解焦虑与失眠的生理与心理根源

焦虑与失眠往往有着深刻的生理和心理根源。随着年龄的增长，体内的激素水平、神经递质以及生物钟等都会发生变化，这些变化可能会引发情绪波动和睡眠问题。同时，长期的生活压力和心理负担也会对大脑产生影响，使人容易陷入紧张和不安。

理解焦虑与失眠的根本原因，是解决问题的第一步。当我们意识到这些症状并非单纯的个人问题，而是多种因素共同作用的结果时，心中的焦虑便会有所缓解。接纳这一现实，既是对自身生理变化的尊重，也是迈向解决方案的重要起点。

(二)建立规律作息,创造良好的睡眠环境

改善睡眠质量最直接的方法之一便是建立规律的作息时间。无论工作或生活节奏如何变化,保持固定的起居时间都有助于调节体内生物钟,从而提高睡眠质量。建议大家每天尽量在同一时间起床、就寝,避免睡前过多接触刺激性电子产品,让身体逐渐进入放松状态。

同时,营造一个适合睡眠的环境也至关重要。保持卧室安静、温度适宜、光线柔和,甚至可以在床边放置一些舒缓心情的音乐,都有助于提升入睡的效率。睡前适当的放松练习,如冥想、深呼吸或轻柔的拉伸运动,也能使身体和大脑尽快进入睡眠状态,缓解一天的紧张情绪。

(三)心理调适与情绪管理的重要策略

在应对焦虑时,心理调适是一项不可或缺的措施。很多时候,焦虑源于对未来不确定性的担忧,以及对过往经历的过分反思。学会控制这些不必要的情绪波动,能够有效减轻焦虑感。

一种行之有效的方法是记录情绪日记。每天花几分钟时间,将内心的感受、焦虑的诱因以及当时的思考过程写下来,这不仅能帮助我们理清内心的纷乱思绪,也能发现问题出现的规律,从而在未来的生活中有针对性地进行调节。

此外,参加一些心理调适课程或咨询也是一种有效的方法。在专业人士的指导下,通过认知行为疗法、正念冥想等方法,许多人都能找到缓解焦虑、改善睡眠的方法。正念冥想尤其适合中老年人,它要求我们在当下保持觉知,放下对未来和过去的过度忧虑,从而在心灵深处寻找到一片宁静的天地。

（四）调整饮食与运动，促进身体内外协调

焦虑与失眠常常伴随着身体机能的紊乱，而合理的饮食与适量的运动正是恢复身体平衡的重要手段。中老年人在饮食上应注重清淡、营养均衡，避免过多摄入咖啡因和刺激性食物。适时补充富含镁、钙等微量元素的食物，有助于放松神经，改善睡眠质量。

运动则是调节情绪、消耗多余能量的天然良药。每天坚持适量的有氧运动，如散步、太极或游泳，不仅能改善心肺功能，也能释放内啡肽等"快乐激素"，有效缓解焦虑。关键在于选择适合自身条件的运动方式，既不过度消耗体力，又能达到身心放松的目的。

（五）创造个性化的放松仪式

每个人对放松的需求各不相同，找到最适合自己的放松仪式，是改善焦虑与失眠的重要途径。可以尝试在睡前泡一杯温暖的花草茶，或阅读一本轻松愉快的书籍，让大脑逐渐远离白天的繁忙。也可以在睡前进行温柔的音乐放松训练，通过舒缓的旋律引导内心进入平静状态。

许多中老年人也发现，参与一些手工艺制作或园艺活动，在集中精力的过程中，能有效地转移对焦虑的注意力，达到心理放松的效果。这样的放松仪式不必复杂，只需坚持每日执行，便能在长期中积累起显著的改善效果。

（六）建立支持网络，共同应对心理困扰

焦虑与失眠不仅是个人问题，更是需要家庭和社会共同关注的健康议题。在这一过程中，建立一个多层次的支持网络显得尤为重要。无论是与家人、朋友分享困惑，还是参加心理健康讲座、支持小组，都会让个体感受到来自外界的温暖和理解。

互相支持不仅能够为焦虑者提供情感慰藉，还能在实际行动中分享应对策略。大家可以相互交流各自的改善方法，或者共同参加放松训练、健康运动，从而在集体力量中获得更多的信心和勇气。专业机构的参与也能为个体提供更系统的辅导和指导，让每个人都能在面对焦虑和失眠时不再孤单。

焦虑与失眠虽然在中老年人中较为常见，但通过生理、心理与行为层面的综合调适，每个人都能找到适合自己的平衡之道。关键在于了解自身需求，建立健康的生活习惯，并在家庭与社会的支持下，共同迎接每一个宁静而充满希望的夜晚。

六、日常实践建议

（一）每日感恩练习

每日感恩练习是一种有效的心理调适方法，通过记录和表达对生活中美好事物的感激之情，帮助中老年朋友转移注意力，增强积极心态。首先，每天早晨或睡前，可以拿出一本专用的感恩日记，将自己在过去一天中遇到的好人好事、温暖瞬间或自然景色等进行记录。写下具体事例时，不仅要描述事件本身，更要思考这些经历带给自己的情感感受，如温馨、安心或满足。感恩的对象可以是家人、朋友、邻居，也可以是偶遇的陌生人，甚至是那些看似微不足道的小事，如一杯温热的茶、一缕晨光。通过这样的练习，可以逐步培养出一种对生活持有感恩心态的习惯，减少抱怨和负面情绪的滋生。

此外，感恩练习不仅限于写作，还可以通过口头表达来进行。每天与家人共进晚餐时，可以轮流说出今天让自己感到温暖或感谢的事情，这种互动有助于增进家庭成员间的情感交流，同时也强化了积极情绪。对于习惯独居的朋友，可以利用电话或社交媒体与朋友分享感恩心得，形成一个互相鼓励、温暖互助的小圈子。

在练习过程中，建议设定一个固定的时间，形成规律性，并适时回顾过去的记录，发现自己心态上的微妙变化与进步。当遇到情绪低落或心情不佳时，翻阅过去的感恩日记能够提醒自己曾经的美好与幸运，从而起到情绪调节和心理疗愈的作用。每日感恩练习不仅能增强个人内心的力量，还能让人学会珍惜眼前的生活，在平凡中发现幸福，构建更加积极、乐观的人生态度。

（二）规律作息计划

规律作息是保持身体健康和心理平衡的重要基础，对中老年人尤为关键。制订一个科学、合理的作息计划，可以帮助改善睡眠质量、提高日常活动效率，并有效缓解压力，应根据自身生理特点和生活习惯，制定每日起居时间表。建议每天固定时间起床、进餐和就寝，使生物钟逐步稳定，从而提高睡眠质量和白天的精力。

在作息计划中，合理安排早晨的起床、晨练和早餐时间尤为重要。早晨可以进行适度的晨练，如散步、太极或简单的拉伸运动，这不仅有助于唤醒身体机能，还能促进血液循环，为一天的活动打下良好基础。早餐则应注意营养均衡，适量摄入蛋白质、碳水化合物和维生素。午间适当安排午休，时间不宜过长，以免影响晚间睡眠。晚上则应避免过度兴奋的活动，建议在晚饭后进行轻松的散步或阅读，逐步放松身心，为睡眠做准备。睡前一小时内应尽量减少电子设备的使用，改为静心冥想或温水泡脚等方式，帮助大脑进入放松状态。

另外，还要根据季节和天气的变化对作息进行适当调整，保持充足的阳光照射和户外活动时间，有助于调节生理节律和情绪状态。记录和评估自己的作息效果也十分重要，可以每周写一份简短的作息日记，记录睡眠时长、精神状态以及当天的饮食运动情况，从中发现问题并及时调整。通过坚持规律作息，中老年人不仅能有效提升生活质量，还能增强免疫力和抵抗力，预防各种慢性疾病的发生，为健康长寿奠定坚实基础。

（三）家庭互动时间

家庭互动时间是增进亲情和心理支持的重要环节，对于中老年人来说，定期与家人共享温馨时刻具有不可替代的意义，可以设定每日固定的家庭共处时间，如晚餐后全家人围坐在一起，共同聊聊一天中的趣事、工作或生活上的点滴，这样不仅有助于缓解孤独情绪，还能促进家庭成员之间的理解与支持。

家庭互动不仅限于餐桌上的谈话，还可以通过共同参与家务劳动、园艺种植或手工制作等活动，让每个人都能在活动中发挥作用，感受到家庭成员间的协作和温情。例如，周末时安排一次全家的户外活动，如散步、郊游或参观展览，这种共同体验能够激发彼此间的互动，留下难忘的回忆。

家庭中还可以定期举办主题活动，如家庭电影之夜、游戏竞赛、读书分享会等，通过轻松愉快的方式增进情感联结。对于远程分居的家庭成员，还可以借助视频通话、网络聚会等形式，弥补距离带来的隔阂，使得家庭成员之间的交流不因地域而受阻。

在互动过程中，鼓励每个家庭成员都表达自己的感受和需求，形成一种开放、平等的沟通氛围，这不仅有助于解决日常生活中可能出现的小矛盾，还能及时化解积累的误解和隔阂。家庭互动时间的核心在于建立一种关怀与支持的机制，让每位成员都能感受到家庭的温暖和力量，从而更积极地面对生活中的挑战。通过不断积累和沉淀家庭互动的正能量，家庭将成为中老年朋友坚实的心理依托和情感归宿。

（四）参与社区活动

参与社区活动是中老年人融入社会、拓展社交圈的重要途径，同时也是保持身心活力、丰富精神生活的有效方式。社区活动种类繁多，如兴趣班、健身操、文艺汇演、志愿服务、健康讲座等，都可以成为中老年人展示才艺、结交朋友的平台。

建议根据个人兴趣和能力选择适合的活动类型。例如，热爱艺术的老人可以参加书画、摄影、手工制作等兴趣班；热衷于运动的则可以选择健步走、广场舞、太极拳等锻炼项目。通过参与这些活动，不仅能够锻炼身体，还能在交流中学习新知识、扩展视野。

同时，社区活动还能促进代际交流。很多社区会定期组织家庭日或跨年龄段的联谊活动，鼓励老人、青年及儿童共同参与，这不仅能增强邻里之间的联系，还能让老人感受到不同年龄群体的活力和朝气，进而减轻孤独感和被边缘化的风险。

在参与活动的过程中，建立良好的互动机制十分关键。建议社区组织者定期收集居民意见，了解大家的兴趣爱好和需求，从而设计更具针对性的活动内容。老人们也可以主动提出建议，与社区居委会协商，共同打造更符合实际需求的活动项目。

此外，参与社区活动还有助于提升中老年人的自信心和自我价值感。当中老年人在活动中展现出自己的特长，受到邻里赞赏时，会产生强烈的成就感，从而激发更积极的生活态度。定期参与活动、保持与社区成员的互动，还可以形成长期的社交网络，在日常生活中获得持续的情感支持和帮助。通过积极参与社区活动，中老年朋友不仅能够丰富生活内容，还能有效预防心理问题的发生，构建一个温暖、互助的社会大家庭。

（五）情绪记录与反思

情绪记录与反思是自我情感管理的重要方式，帮助中老年人更好地理解自己的内心世界，发现情绪波动的规律，并采取针对性措施调节心理状态。可以准备一本情绪日记，每天记录当日的心情变化、主要事件及引发情绪波动的原因。记录时不仅要描述具体事件，还须关注自己的内心感受，如焦虑、喜悦、悲伤或平静。

情绪记录的过程，有助于让人从日常琐事中抽离出来，客观地审视自身情绪变化及其背后的原因。通过长期记录，可以发现情绪波动的共性问题，如在某些特定场景下总会感到紧张，或在某种情境下容易产生负面情绪，从而为后续的心理调适提供依据。

在记录的基础上，反思是不可或缺的一环。每天晚上，可以花费一定时间回顾当天的情绪记录，思考哪些情绪是由外部因素引起的，哪些则是内在情绪积累的结果。通过自问自答，如"今天我为什么会感到焦虑？""哪些行为或想法在一定程度上影响了我的情绪？"等，进一步厘清情绪产生的根源，并总结出改善情绪的策略。

此外，情绪记录与反思还可以结合专业心理辅导的建议，针对长期存在的负面情绪，主动寻求心理咨询师的帮助。建立情绪管理小组或参加相关讲座和讨论会，也有助于互相交流经验、获得情感支持和学习有效的情绪调节方法。长期坚持情绪记录，不仅可以增强自我认知，还能培养出一种积极面对情绪挑战的习惯，使中老年朋友在生活中更加从容不迫、心态平和。

（六）定期健康检查

定期健康检查是中老年人预防疾病、及时发现健康隐患的重要手段。随着年龄的增长，各种慢性疾病和潜在健康问题的风险逐渐增加，因此，通过科学、系统的健康检查，可以及早掌握自身健康状况，为预防和治疗提供依据。建议根据个人体质、家族病史和既往病史，制订一份个性化的健康检查计划，明确检查项目、频率及具体的检查时间表。常规检查项目包括血常规、血压、血糖、肝肾功能、心电图以及骨密度检测等；而对于有特殊风险因素的个体，还应关注肿瘤标志物、心脏超声、颈动脉超声等专项检查。

在健康检查过程中，选择专业、信誉良好的医院或体检中心十分关键，确保检查设备先进、医生资质过硬。检查前应充分准备，合理安排饮食、休息和药物服用情况，避免因检查准备不足而影响检测结果。检查后，应仔细阅读体检报告，若发现异常指标，及时与医生沟通，制定进一步的诊治方案。

定期健康检查不仅是数据的获取，更是一种健康管理理念的体现。通过定期检查，中老年人能够了解自身健康变化的趋势，提前发现潜在问题，从而在医生的指导下进行科学干预。同时，这也是建立健康档案、追踪长期健康状态的重要环节，为家庭医生提供连续、完整的健康数据支持。

建议中老年朋友将体检结果与日常健康状况记录结合起来，形成一份翔实的健康日志，便于日后对比和分析。结合营养、运动和心理健康等多方面的建议，制订出一整套全面的健康管理计划，使得健康检查成为日常生活的一部分，既有利于预防疾病，也能提高生活质量。定期健康检查既是一种自我关爱，更是对家庭和社会负责的表现，有助于建立长期健康的生活方式和积极向上的生活态度。

（七）参与心理支持小组

参与心理支持小组为中老年人提供了一个分享情感、倾诉烦恼和获取专业建议的平台，有助于缓解孤独感、减轻心理压力和改善情绪状态。心理支持小组通常由心理专家、志愿者和有相似经历的同龄人组成，通过定期组织集体讨论、分享会以及主题讲座，每位成员都有机会倾诉心声，并从他人的经历中获得启发和支持。

在参与过程中，首先要保持开放心态，勇于表达自己的困惑和情感。小组讨论通常采用圆桌交流的形式，所有人都有发言机会，彼此之间可以分享面对生活压力、健康问题、家庭矛盾等各方面的经历和解决策略。专业心理辅导员会在讨论中给予必要的指导和建议，帮助大家理清思路、找到应对困境的方法。

另外，心理支持小组还会邀请专家进行专题讲座，讲解常见的心理调适方法，如正念冥想、情绪管理、压力释放技巧等，使成员能够学会自我调节，并在日常生活中实践这些方法。通过小组的互动，成员之间不仅能够增进相互之间的理解和信任，还能建立起长久的友情和支持网络，共同渡过难关。

建议每个成员定期记录自己在小组讨论中的心得体会和情绪变化，这既有助于个人反思，也为小组提供了持续改进的依据。通过互相鼓励和积极参与，每位成员都会逐步发现自己的内在潜力，从而增强面对生活挑战的信心。

参与心理支持小组不仅能起到情感疏导的作用，更为中老年朋友提供了一种有效的自我成长途径，让大家在相互交流和支持中，共同构建一个温暖、健康的心理环境，为幸福晚年打下坚实的情感基础。

通过以上日常实践建议，每位读者都可以在实际生活中不断调整心态，发现属于自己的快乐源泉。每一步努力，都是向着更健康、更充实的生活迈出的坚定步伐。

每个人在经历岁月沉淀后,都会发现生活中仍然充满无限的可能性。中老年不是终点,而是一个全新阶段的开始。只要我们学会调整心态、主动面对变化,并在家庭、社会的支持下不断进步,就一定能在这段人生旅程中收获更多的温暖与快乐。愿每一位中老年朋友都能以平和的心态迎接日出日落,用积极的姿态面对生活中的每一个转折点。在这段旅程中,我们不仅收获了丰富的人生阅历,更在不断的挑战中找到了内心的安宁与满足。

第四章 学习新知,与时代同行

一、终身学习的价值

俗话说"活到老,学到老"。在人生的每一个阶段,学习都是一种不变的追求。中老年时期不再是退场的时刻,而是智慧与经验的沉淀期。终身学习的理念早已深入人心,它不仅代表着不断充实自我的决心,更是一种对生活乐观态度的体现。活到老、学到老,意味着无论年龄如何增长,我们依然可以通过学习获得新知,激发内在活力,从而使晚年生活焕发出新的光彩。

(一)学习塑造心态,激发内在活力

随着年龄的增长,很多中老年人或许会觉得精力有所减退,生活节奏也逐渐放缓。然而,学习却能为这种状态注入新的动力。通过不断地接触新鲜知识,不仅能够开阔视野,更能激发思维活力,保持大脑的敏捷。许多心理学研究表明,积极参与学习活动的人群,其记忆力、注意力和反应能力都明显优于缺乏学习的人群。正因如此,终身学习被视为延缓大脑衰退的一种有效方式。

例如，有不少退休后的老年人开始钻研历史、文学或外语，通过不断的知识积累，不仅丰富了内心世界，也在无形中提升了自身的社会参与感。通过学习，他们不仅保持了对世界的好奇心，也以一种积极的心态面对生活中的各种挑战。

（二）学习提升自信，重塑人生角色

中老年阶段往往伴随着身份角色的转变。工作岗位的告别、家庭重心的变化，使许多人在心理上产生一种"失落感"。而终身学习正好能填补这种空白，让人们重新定义自我价值。不断地学习不仅让人获得新技能、新知识，也使得自我认知得到更新，从而在面对家庭、社区乃至社会的各类活动时，都能够以更加自信的姿态出现。

很多中老年朋友通过参加各种课程或自学成才，成功转型为志愿者、社区导师或兴趣俱乐部的带头人。他们在新领域中找到成就感，从而对生活充满热情。学习不仅让他们重拾青春时的激情，更成为他们晚年生活中一股源源不断的正能量。

（三）学习构筑积极人际关系网络

知识不仅是自我提升的工具，更是沟通交流的重要桥梁。在学习过程中，我们常常会结识志同道合的朋友，形成一个以共同兴趣为纽带的社交圈。无论是参加读书会、兴趣班，还是共同讨论某个专题，都为中老年人提供了交流的平台。这种交流不仅拓宽了视野，也使得人与人之间的关系更加紧密、融洽。

在这种社交互动中，每个人都能发现自己独特的价值，感受到来自同伴的支持与鼓励。通过分享学习成果，彼此之间的情感得以升华，生活也因此变得更加多彩。终身学习不仅提升了个人能力，更让每位参与者在交流中找到归属感，构筑起稳固的情感网络。

（四）心灵的追求与时代的呼应

当今时代正以前所未有的速度发展，新技术、新理念层出不穷。对于中老年人来说，学习新知不仅是个人内心的追求，更是与时代同步的重要方式。通过不断更新自己的知识储备，我们可以更好地理解这个时代的脉动，参与到社会的进步中去。

学习新知让中老年朋友有机会了解最新的科技动态、文化趋势以及社会热点，从而在家庭和社区中发挥桥梁和纽带作用。他们既可以为年轻一代提供宝贵的经验，也能从中汲取现代智慧，真正实现代际融合，共同迎接未来的挑战。

二、线下学习生活

在信息爆炸的时代，各种资讯扑面而来，让人们时常感到无所适从。中老年人群体尤其容易因信息超载而产生焦虑情绪。因此，如何有选择地进行线下学习生活，成为平衡信息获取与精神放松的重要策略。通过高效阅读、自考及参加老年大学等方式，既能满足知识需求，又能避免信息焦虑的困扰。

（一）高效阅读：精读与泛读的艺术

高效阅读并不仅仅是阅读速度的提升，更是一种信息筛选与知识整合的能力。在面对海量信息时，如何抓住重点、提炼精华，是每位中老年人应该掌握的技能。精读与泛读相结合，既能系统地学习某一领域的知识，也能通过快速浏览获取最新动态。

精读要求我们在阅读过程中，细细体味文字背后的含义，并作出笔记、标记重点；而泛读则帮助我们构建宏观框架，了解不同领域之间的联系。通过这种有意识的阅读方法，不仅能提升自身的理解力，还能避免信息过载带来的疲劳和焦虑。与此同时，定期整理阅读笔记、与同伴交流心得，也是巩固知识的重要手段。

（二）自考：自主学习，提升自我竞争力

自学考试为中老年人提供了一种灵活而高效的学习途径。相比于传统课堂教育，自考的自由度更高，学习内容也更加贴近实际需求。无论是提高文化水平、学习专业技能，还是探讨感兴趣的学科领域，自考都能满足不同层次的学习需求。

在自考过程中，学员需要制订详细的学习计划，合理安排复习时间。这不仅考验个人的自律性，更是一种对自我管理能力的提升。通过系统的自考学习，许多中老年朋友不仅取得了学历或证书，更在学习中发现了自我潜力，从而增强了对未来生活的信心和期望。

此外，自考还为广大学习者提供了一个公平竞争的平台。无论年龄、背景如何，只要有志于学习，都能通过自己的努力取得成功。这种成就感无疑是缓解焦虑、提升自我认同的重要因素。

（三）老年大学：互动学习，共享知识的乐趣

老年大学作为专门为中老年人开设的学习机构，其宗旨在于让每一位学员都能在轻松愉快的氛围中接受系统教育和知识培训。这里不仅有丰富多彩的课程，如文学、艺术、科技、健康等，更有来自各行各业的优秀教

师，为学员提供耐心细致的指导。

参加老年大学的学习活动，不仅能系统地补充知识，更重要的是为中老年人提供了一个互动交流的平台。在课堂上，学员们可以畅所欲言，分享彼此的见解和经验；在课后，大家通过讨论、组队参加活动，更能建立起深厚的友谊。老年大学因此成为一个多功能的社交圈，既满足了学习需求，也大大缓解了因信息焦虑带来的心理压力。

此外，老年大学常常邀请一些专家学者进行专题讲座，帮助学员了解最新的社会动态和科技前沿。这样的互动不仅拓宽了知识面，也让学员在不断更新的信息中保持了对世界的敏锐感知，从而更好地适应时代的变迁。

（四）线下学习的独特魅力与优势

线下学习相比于线上信息的碎片化，更强调系统性和互动性。面对面交流不仅有助于深入理解知识，还能在交流中发现更多视角和智慧。很多中老年朋友在老年大学、社区图书馆或文化沙龙中，找到了学习的乐趣和归属感。

这种学习方式的最大优势在于其温暖的人际关系和真实的互动体验。通过与老师、同学面对面的交流，学员不仅能够解决学习中的疑问，更能在共同讨论中激发出思维的火花。

与此同时，定期参加线下学习活动，还能帮助中老年朋友保持生活规律，形成一种积极的生活方式。无论是晨读、晚课，还是每周的专题讨论，都会使人充满期待，减少因单调生活带来的焦虑和孤独感。线下学习生活为中老年人构筑了一个既安全又充满活力的知识港湾，让他们在获得知识的同时，也能享受人际互动的温情与乐趣。

三、利用科技学习

科技的发展为中老年学习者打开了一扇全新的大门。智能手机、平板电脑以及在线课程等的普及，使得获取知识不再局限于传统课堂。通过科技，学习变得更加便捷、灵活与个性化。中老年朋友只需动动手指，就能与世界各地的知识资源无缝对接，实现跨越时空的智慧交流。

（一）智能手机：掌上知识库与实时资讯

智能手机已成为现代生活中不可或缺的工具，其强大的功能为中老年朋友提供了便捷的学习平台。通过下载各类学习应用、电子书及新闻资讯软件，用户可以随时随地阅读、学习和了解世界动态。手机上集成的语音助手和翻译功能，更为跨语言、跨文化的学习提供了有力支持。

对于中老年学习者来说，使用智能手机的关键在于找到适合自己的应用程序。无论是阅读经典书籍、学习外语，还是关注健康资讯，都可以在应用市场中找到专业且易于操作的软件。通过设定每日学习目标，利用碎片时间进行知识积累，不仅可以有效提升自我，还能在日常生活中不断强化对新知的渴求和认知。

许多智能手机应用还具备社交功能，允许用户在学习过程中分享心得、参与讨论和互助答疑。这种基于兴趣的社交网络，不仅为学习者提供了丰富的知识资源，也让他们在交流中获得更多的情感支持和心理慰藉。

（二）平板电脑：大屏体验与互动学习

平板电脑以其大屏幕和多功能的优势，为中老年人带来了与智能手机不同的学习体验。平板电脑不仅能提供更为清晰的阅读效果，还支持视频播放、在线讲座和互动课程等多种形式，使得学习过程更加生动、直观和富有趣味。

在使用平板电脑进行学习时，建议中老年朋友选择界面友好、操作简便的软件。例如，一些专为中老年人设计的电子书阅读器、健康管理应用和文化学习平台，能够根据用户的视力和习惯进行个性化设置，确保在使用过程中眼睛不会过度疲劳。通过大屏体验，学员可以更直观地获取图表和视频内容，从而加深对知识的理解和记忆。

平板电脑还支持多人互动功能，许多在线课程平台提供直播讲解、在线讨论和作业批改等服务，使学习者不仅能够自主安排学习进度，还能在互动中及时反馈疑问，获得实时帮助。这种互动式学习模式，既提升了学习效率，又极大地激发了学员参与的热情和兴趣。

（三）在线课程：打破时空限制，实现个性化学习

在线课程是现代科技与教育深度融合的产物，为中老年学习者提供了一个自由、高效且开放的学习平台。借助网络平台，无论何时何地，用户都可以选择自己感兴趣的课程，从文学艺术到健康养生，从历史文化到科技前沿，几乎涵盖了所有领域。在线课程不仅让学习内容更加丰富多样，也打破了时间与空间的限制，为中老年人带来了前所未有的学习自由。

在选择在线课程时，建议学员首先明确自己的学习目标与兴趣方向。很多平台提供系统的学习计划和课程推荐，帮助学员制定合理的学习路径。同时，通过录播课程、互动问答和在线测验等方式，学员可以随时了解自己的学习进度，并对学习效果进行自我评估。对于那些希望系统提

升某一领域知识的中老年朋友来说，在线课程无疑是一条快速而有效的捷径。

现代在线教育平台还注重个性化服务，通过大数据分析和智能推荐，向每位学员提供量身定制的学习资源。这种个性化的学习体验，不仅能让学员在知识海洋中找到最适合自己的方向，也能极大地激发内在的学习动力。与此同时，许多在线课程平台都配备了专门的客服和辅导团队，确保在学习过程中遇到问题时，能够获得及时的指导和帮助。

（四）融合线上线下——多元化学习模式的探索

科技带来的便利并不意味着完全取代传统学习方式，而是为中老年朋友提供了线上与线下相结合的多元化选择。通过整合线上资源与线下课堂，既能享受科技带来的高效便捷，也能体验面对面交流的温暖和互动。许多老年大学和社区教育机构现已开始尝试"智慧课堂"模式，利用投影仪、平板电脑等设备，将网络课程与现场教学相结合，实现资源共享与知识互补。

这种融合式学习模式，有助于弥补单一学习方式的不足。线上课程的灵活性与线下课堂的互动性形成良性互补，使中老年朋友能够在全面吸收知识的同时，减少因信息过载或孤立感而产生的焦虑情绪。更重要的是，这种模式让学习不再局限于单向获取信息，而是通过多渠道的交流与讨论，形成一个互助共进的学习社区，从而进一步激发学习热情，提升整体学习效果。

（五）科技学习的挑战与应对策略

尽管科技为学习带来诸多便利，但在实际应用过程中，中老年朋友仍可能面临一些挑战。例如，操作智能设备的熟练度、对新软件界面的适应性以及网络环境的稳定性等，都可能成为影响科技学习效果的因素。

对此，我们应以平常心对待，通过不断练习和相互帮助，逐步克服技术障碍。

在实际操作中，建议中老年朋友可以参加由社区、老年大学或专业机构举办的"智能手机使用培训班"或"平板电脑入门课程"。这些课程通常由经验丰富的教师讲解，从基础操作到进阶应用，循序渐进地带领学员熟悉各项功能。另外，家庭成员的帮助也不可忽视。年轻一代可以在闲暇时为长辈解答疑问，共同探索科技世界中的新知识，这不仅有助于解决实际问题，更能拉近代与代之间的情感距离。

通过合理规划与不断实践，每位中老年朋友都可以逐步适应科技学习方式，从而在信息时代中占据主动位置，实现自我提升和心态转变。科技学习不仅为中老年朋友提供了知识的便捷通道，更让他们在时代的浪潮中始终保持积极、开放和勇于探索的心态。

四、实用学习建议

学习是人生永不停歇的旅程，尤其在晚年阶段，持续学习不仅能丰富生活，还能保持思维敏捷，增强社交互动。本节将围绕如何制订每日学习计划、建立兴趣小组、定期参加线下课程、探索科技工具、记录学习心得以及定期回顾与反思，提供一系列实用建议，帮助大家高效学习，享受探索知识的乐趣。

（一）每日学习计划

为自己制订切实可行的每日学习计划，无论是阅读、写作还是在线课程，都要有明确的目标和时间安排。将大目标拆分成小任务，每完成一项便记录下心得，逐步积累知识。

（二）建立兴趣小组

鼓励与同龄朋友组成学习小组，定期组织讨论会或专题讲座，既能相互启发，又能共同解决学习中的疑难问题。通过交流互动，形成一种积极向上的学习氛围。

（三）定期参加线下课程

选择参加老年大学、社区培训班等线下课程，不仅能系统地学习知识，还能享受面对面交流的乐趣。定期参加这些活动，有助于形成良好的学习习惯，缓解信息焦虑。

（四）探索科技工具

主动学习如何使用智能手机和平板电脑上的学习软件，掌握基本操作和应用技巧。利用科技带来的便捷，通过在线课程、电子书和视频讲座，丰富知识储备，提升学习效率。

（五）记录学习心得

无论是线上还是线下学习，都建议随时记录学习心得与体会。通过日记、笔记或社交平台分享，不仅能巩固知识，更能获得同伴的鼓励与反馈，形成良好的学习循环。

（六）定期回顾与反思

每隔一段时间，回顾自己在学习过程中的收获与不足，调整学习方法和计划。保持开放心态，勇于尝试新事物，让每一次学习都成为成长的契机。

无论选择传统的线下课堂，还是借助科技进行在线学习，每一种方式都能帮助我们不断进步，与时俱进。希望本章内容能够激发大家的学习热情，让知识成为晚年生活中最闪耀的光芒，为我们的每一天注入无穷动力和乐趣。

第五章 中老年人的兴趣培养与创造力开发

一、传统爱好的培养

传统爱好承载着中华文化的精髓，也是中老年朋友抒发情怀、陶冶性情的重要途径。通过培养书法、绘画与摄影等爱好，不仅可以传承历史文化，还能在艺术中找到自我认同和内心平静。

（一）书法：笔墨之间的心灵对话

书法作为中华传统艺术的重要组成部分，历来被视为修身养性、陶冶情操的有效途径。中老年人在日常生活中练习书法，不仅能提高专注力，还能借由每一次挥毫泼墨调适情绪，感悟人生哲理。

首先，书法不仅要求笔法精妙，更体现着作者对文字与人生的理解。无论是楷书的端庄稳重，行书的洒脱流畅，还是草书的狂放不羁，都蕴含着不同的情感表达和审美追求。中老年朋友在练习过程中，可以先从临摹经典碑帖开始，逐步体会每种字体背后的文化底蕴，再尝试融入自己的情感与风格，使之成为独具个性的艺术创作。

其次，书法训练也有助于调适身心。许多朋友表示，在静心练字的过程中，仿佛能与内心对话，忘却世间纷扰。每天坚持半小时到一小时的书写，不仅能改善手部肌肉的灵活性，还能增强思维敏捷度。书写时选择舒适的环境、柔和的背景音乐，都能让人更好地沉浸其中，达到"心静如水"的境界。

最后，参加书法沙龙和展览会，是交流和互鉴的重要途径。许多城市都设有老年书法协会或兴趣小组，通过定期举办交流会、书法比赛、作品展览等活动，不仅可以展示个人才华，还能在互相切磋中不断进步。大家在交流中不仅能增进友谊，还能共同探讨如何将传统文化与现代生活相结合，让书法艺术在新时代焕发出新的生命力。

（二）绘画：色彩、线条与心灵共鸣

绘画作为一种直观而富有感染力的艺术形式，对于中老年人而言，不仅是一种审美享受，更是情感表达与心理调适的重要方式。无论是中国画、油画、水彩画，还是现代抽象绘画，都能为生活增添无限乐趣与灵感。

在学习绘画时，首先应注重对基础知识的系统掌握。例如，了解透视原理、色彩搭配、构图法则等，都能为后续的创作打下坚实基础。对于初学者来说，可以从临摹名家作品开始，逐步感受艺术大师的构图与色彩处理技巧，再结合自身情感进行创作，使作品既具有传统韵味又充满个性特色。

绘画创作也是一种情感宣泄的方式。许多中老年朋友在创作过程中，将内心的喜怒哀乐融入画布之上，借由浓淡相宜的色彩、粗犷或细腻的线条表达出自己对生活的独特理解。绘画不仅能舒缓压力、调节情绪，还能让人在创作中体验到无限乐趣与成就感。每当一幅作品完成，不仅是艺表达的结果，更是一种心灵获得升华的过程。

集体绘画活动也是一个很好的平台。在老年美术班、社区绘画兴趣小组中，大家可以共同讨论创作理念、互相指导和激励，这种互动不仅能提高绘画技巧，还能激发更多创意灵感。定期举办画展、主题创作比赛等活动，也是展示自我和交流心得的重要方式，使中老年生活在艺术中更加多彩。

（三）摄影：捕捉生活中的温暖瞬间

摄影是一种将生活定格成永恒的艺术方式。中老年朋友通过摄影，不仅能记录下日常生活中那些难忘的瞬间，还能培养观察细节、发现美好的能力。现代数码相机和智能手机的普及，让摄影变得更加便捷，每个人都可以成为生活的记录者。

在摄影创作中，构图、光影、色彩和情感表达都是不可忽视的因素。初学者可以从风景、人物、静物等不同题材入手，学习如何利用自然光线和环境布置来拍摄出富有情感的照片。拍摄时，适时调整焦距和曝光，不仅能捕捉到细微之处的美，还能通过照片传达出拍摄者当下的心情和体验。摄影不仅是一种记录方式，更是一种艺术创作，每一张照片都是对生活的一种深情回望。

参加摄影培训班、户外摄影活动和摄影比赛，都是提升摄影技术的有效途径。在这些活动中，大家可以与其他摄影爱好者分享经验、互相交流拍摄心得，不仅能学到更多实用技巧，还能获得展示自我和赢得赞誉的机会。很多中老年朋友通过摄影找到了全新的生活乐趣，也逐渐形成了自己独特的拍摄风格，让每一张照片都成为讲述人生故事的温暖篇章。

二、新领域尝试

随着时代的进步和生活方式的多样化,新领域的尝试为中老年朋友提供了更新鲜、更多样的兴趣选择。手作陶艺、园艺、烘焙和茶文化体验等活动,既能丰富晚年生活,又能为日常增添乐趣,促进身心健康。

(一)手作陶艺:用双手塑造温情世界

手作陶艺是一项集艺术创作与动手实践于一体的活动。中老年朋友在捏制、雕刻和上釉的过程中,不仅能锻炼手部灵活性,还能在泥土与火的洗礼中体验创造的乐趣。陶艺作品既可以是实用的生活器皿,也可以是装饰品,每一件作品都是独一无二的艺术表达。

陶艺活动常常在陶艺工作坊中进行,专业老师会耐心指导学习者如何选择泥料、掌握基本技巧以及创作独特造型。通过一遍遍地尝试和改进,大家不仅能提高技艺,还能在过程中放松心情、忘却烦忧。陶艺不仅考验耐心和技巧,更是一种心灵的放空和情绪的调剂。许多参与者在完成一件作品后,内心充满成就感和自豪感,仿佛看到了生活的无限可能。

陶艺活动也为中老年朋友提供了一个交流和分享的平台。工作坊中,大家可以互相观摩、交流心得,共同探讨创作中的灵感来源与技术难点。这种互动不仅能促进技艺提升,还能使彼此之间建立起深厚的友谊,让每一次陶艺创作都成为一次心灵的旅行。

（二）园艺：与自然共舞的健康生活

园艺活动一直被视为调节情绪、增进健康的绝佳方式。在花草树木的陪伴下，中老年朋友不仅能呼吸到新鲜的空气，还能在劳作中感受到大自然的馈赠。无论是种植花卉、蔬菜，还是打造一个小型庭院，都能让人放慢脚步，享受与自然亲密接触的宁静时光。

园艺不仅是一种体力活动，更是一种心灵的调适。打理花园需要耐心与细致，每一次播种、浇水、修剪都是对自然规律的体验和对生活态度的磨砺。在园艺过程中，观察植物生长的每一个细节，让人感受到时间的温柔与生命的力量。许多中老年朋友表示，园艺活动使他们重拾对生活的热爱，同时也让家庭环境变得更加温馨宜人。

园艺还能成为邻里互动的重要契机。社区花园、公共绿地等场所常常聚集了热爱自然的居民，通过共同参与园艺劳动，不仅能增强彼此的情感联系，还能在劳作中形成互助网络，共同创造一个和谐、充满活力的社区氛围。定期组织花卉展览或园艺讲座，也能让大家交流心得，分享种植经验，进一步提升园艺技术和生活品质。

（三）烘焙：从食材到艺术的转变

烘焙活动将科学与艺术完美融合，为中老年朋友提供了一种既美味又充满创意的兴趣选择。从面包、蛋糕到各种精致小点心，烘焙过程中对配方的精准把控和对温度、时间的严格要求，都能锻炼人的耐心和动手能力。

对于初学者来说，参加烘焙课程或在家尝试简单配方是一个不错的开始。随着经验的积累，大家可以逐步尝试创新口味和装饰设计，将烘焙提升为一种个性化的艺术表达。烘焙不仅能满足味蕾，更是一种情感的传递。许多家庭通过共同烘焙，不仅丰富了餐桌上的美味，更在烘焙的过程中增进了家庭成员之间的沟通和情感交流。

同时,烘焙也是一种非常适合分享的爱好。中老年朋友可以通过烘焙制作精美的糕点,作为礼物赠送亲友;也可以组织小型烘焙聚会,彼此切磋技艺,共享创作的乐趣。每一次烘焙成功的喜悦,都将转化为一种积极向上的生活动力,使人在不断追求美好生活的同时,也为家人带来满满的温情和幸福感。

(四)茶文化体验:品味生活的另一种方式

茶文化在中华传统中源远流长,对于中老年朋友而言,体验茶文化不仅是一种味觉的享受,更是一种宁静致远的生活态度。从择茶、泡茶到品茶,每一个环节都体现着对生活品质的用心与对内心安稳的追求。

参与茶艺课程或茶文化讲座,不仅可以系统了解不同茶类的特点与冲泡技艺,还能深入体会茶背后的文化内涵与哲思。在茶香氤氲中,中老年朋友可以放慢脚步,沉浸于清雅的茶室氛围中,与同好之人交流感悟,共享心灵的平静时光。

茶文化体验让日常生活多了一份从容与诗意,也唤起人们对"慢生活"的美好向往。那一盏茶,不只是饮品,更是岁月静好的象征,是生活中不可或缺的一份仪式感与温度。

三、爱好兴趣变现

兴趣爱好不仅能够丰富个人生活，还可以通过各种方式转化为实际的价值，实现知识和技能的共享传递。许多中老年朋友通过参与社区义卖、举办线下讲座等方式，将自己多年的积累与热情转化为经济收益和社会效益。

（一）社区义卖筹备：传递温情与艺术创意

社区义卖活动是一个将个人兴趣与公益事业相结合的理想平台。中老年朋友可以利用自己的手工艺、烘焙制品、摄影作品等，通过义卖筹集资金，既满足了自我展示的愿望，又为社区公益贡献力量。

1. 活动策划与组织

义卖活动通常需要精心策划。筹备阶段包括产品的设计制作、价格定制、宣传推广以及现场布置等。中老年朋友可以组成义卖筹备小组，分工合作，从创意构思到现场执行，充分发挥每个人的特长。

2. 产品的故事与价值

每一件义卖产品都可以赋予独特的故事与文化内涵，如一幅书法作品、一块手作陶艺品，都可以借由背后的故事打动人心。通过详细介绍创作灵感和制作过程，既能提升产品附加值，也能让购买者感受到浓浓的人情味和艺术魅力。

3. 义卖活动的宣传与互动

除了传统的海报、传单宣传外，利用网络社交平台发布预告和活动实况，也能吸引更多年轻群体和社区居民参与。现场义卖活动中，组织小型互动环节，如现场讲解、手工展示和体验活动，更能活跃气氛，拉近与消费者的距离，实现情感与经济效益的双丰收。

（二）线下讲座分享：让经验成为智慧的传递

中老年人积累了丰富的人生经验和专业知识，这些都是无形的财富。通过举办线下讲座或工作坊，不仅能帮助更多人受益，还能为自己树立专业形象，实现兴趣与价值的有机结合。

1. 讲座主题的选择与策划

讲座内容可以涵盖书法、绘画、摄影、烘焙、园艺等领域，也可以涉及人生哲理、健康养生、家庭教育等方面。中老年朋友可以根据自己的专长和兴趣，选择一个或多个主题进行深入讲解。

2. 互动与经验交流

讲座不仅是单向的信息传递，更是互动交流的平台。通过现场问答、讨论环节、实际操作示范等方式，讲师与听众之间形成良好的互动关系，使得知识传递更加生动、直观。

3. 持续影响与社会效应

定期举办系列讲座，不仅能不断提升个人影响力，还能吸引更多志同道合的朋友加入学习和交流的行列。通过线下讲座，知识与经验得以传承，个人智慧成为社会共同进步的重要推动力。

四、时尚旅行生活

旅行是一种打破日常、开拓视野的生活方式。对于中老年朋友来说，时尚旅行不仅能锻炼身体、放松心情，更能让人们在行走中发现世界的美好，收获难忘的经历和珍贵的记忆。

（一）自主规划旅行：探寻未知的精彩

旅行的魅力在于不断探索和发现未知。中老年朋友在自主规划旅行时，应根据个人身体条件和兴趣爱好选择合适的目的地，合理制订行程计划和安全预案。

1. 前期调研与准备

在出行前，详细了解目的地的自然风光、历史文化以及当地特色活动，是确保旅行顺利的关键。利用网络、旅行社或老朋友的推荐，搜集相关信息，为行程安排提供参考。

2. 行程安排与预算控制

合理安排每日活动，既要预留充足休息时间，也要设计适当的观光和体验项目。制订详细的预算计划，避免旅行中因资金不足或计划不周带来的烦恼。

3. 记录与分享

旅行不仅是身体的移动，更是心灵的旅程。通过日记、摄影、视频记录下沿途风光和感人故事，既能保存美好回忆，也可为后续的短视频制作或回忆录写作提供素材。

（二）结伴同行：友谊与安全同行

与志同道合的伙伴结伴旅行，不仅能增加安全保障，更能在旅途中相互扶持、共同体验各种文化风情。

1. 寻找结伴伙伴

可以通过旅行社、社区活动、线上旅行论坛寻找志趣相投的同伴，共同制订行程计划，分享旅行心得。

2. 团队协作与分工

旅行中，团队成员可根据个人特长分工合作，如有人负责路线规划，有人负责摄影记录，这种协作不仅提高了旅行效率，还能让整个过程充满乐趣。

3. 交流与感悟

旅途中的每一段风景、每一次体验，都是生命中宝贵的财富。大家可以在旅途中分享彼此的生活故事和心得体会，拓宽视野，激发对生活的无限热情和创作灵感。

（三）时尚元素融入：体验品质生活

现代旅行不仅关注观光，更注重体验和品质。选择具有特色的住宿、参与当地文化活动、品尝地道美食，都是提升旅行体验的重要方式。

1. 特色住宿与个性体验

选择风格独特、环境优美的旅馆或民宿，可以更好地融入当地生活。部分地区还专门设计了适合中老年人的温馨路线和文化体验项目。

2. 文化深度游

参与当地的传统节庆、艺术展览、历史古迹参观等活动，既能增长见识，也能在深入交流中感受到不同地域文化的魅力。

3. 旅行后的分享与总结

旅行结束后，通过写作、视频记录、照片展览等方式，将旅途中的点滴记录下来，不仅让自己留存美好记忆，也能与朋友和后辈分享旅行体验，激发更多人走出家门、探索世界的热情。

五、中老年创造性实践

随着数字技术的发展，中老年朋友不仅可以通过传统方式表达自我，还能利用新兴工具进行创意实践。短视频制作和个人回忆录写作为表达与传承提供了全新的平台，让生活经历与智慧在数字时代焕发光彩。

（一）短视频制作分享：手机剪辑软件开启新天地

智能手机的普及使得拍摄和编辑短视频变得轻而易举。中老年朋友可以利用手机内置的摄像头和各类剪辑软件，记录下旅行风光、兴趣活动、日常生活点滴，制作成独具风格的短视频作品。

1. 基础操作与技巧学习

对于初次接触短视频制作的朋友来说，可以从基础的剪辑、转场、配乐开始学习。许多视频平台和社交媒体上都有丰富的教学资源，帮助大家掌握构图、剪辑和特效等基本技巧。

2. 创意表达与风格形成

每个人的生活经历都是独一无二的。中老年朋友可以尝试结合自身特点，将兴趣爱好、旅行经历、家庭故事等融入短视频中，形成个人独特的创作风格。通过反复试验和学习，不断提升制作水平，将短视频作为传递情感与智慧的重要载体。

3. 发布与互动

在各大短视频平台发布作品后，及时与观众互动、回复评论，不仅能获得宝贵反馈，也能与志同道合的人建立联系，共同探讨如何通过视频记录生活、传递正能量。

（二）个人回忆录写作：传承智慧与人生经验

个人回忆录是一部记载自己成长经历与生活感悟的重要作品。对于中老年朋友来说，撰写回忆录不仅能整理过去的点滴，还能为后代留下宝贵的精神财富和家族记忆。

1. 主题与结构的构思

回忆录写作可围绕家庭、事业、友情、爱情等多个主题展开。写作前，可先列出大纲，确定章节结构，再逐步填充具体内容。写作时，建议以平实真挚的语言讲述故事，让文字传递出浓浓的情感温度。

2. 语言风格与情感表达

个人回忆录应注重叙述的真实与细腻。通过生动的场景描写、细致的心理刻画，让读者仿佛身临其境，感受到当时的氛围与情感波动。既有感慨岁月流逝的沉思，也有对美好时光的温馨回忆，每一段文字都饱含真情实感。

3. 出版与传承

现今网络平台与自媒体的发展，为回忆录的出版与传播提供了便利。中老年朋友可以选择传统出版，也可通过电子书、自媒体文章等方式，让更多人了解自己的经历和智慧。回忆录不仅是对自我人生的总结，更能启发后人珍惜当下、勇敢追梦。

在不断的兴趣探索与实践中，每一位中老年朋友都可以发现自我、激发无限创意，让晚年生活不仅充满乐趣，更具备传递智慧、回馈社会的意义。未来，我们期望更多中老年朋友能在艺术与创意的天地中，找到属于自己的那片蓝天，让兴趣成为生命中最绚丽的风景线。

第六章　社交互动，拓展朋友圈

在中老年阶段，丰富而稳定的社交网络不仅能为生活带来欢乐，更是心理健康的重要保障。良好的人际关系能够提供情感支持、分享生活智慧、缓解孤独感，帮助我们更好地适应时代变化与生活挑战。

一、如何选择新朋友，拓展社交圈

朋友是人生的重要财富，拓展社交圈不仅能丰富日常生活，还能带来情感支持和精神慰藉。对于中老年人来说，社交方式既可以是线下的兴趣小组和健康活动，也可以是线上的社交平台和兴趣社区。

（一）线下活动：公园爱好者与兴趣圈子的魅力

中老年人可以在公园、健身广场、太极班、书画沙龙及各种兴趣小组中，自然而然地结识志同道合的朋友。晨跑、太极、广场舞等活动不仅能锻炼身体，也为社交互动提供了天然平台。在这些场所，人们以共同的健康目标和生活兴趣为纽带，自发形成稳定的社交圈子。

1. 健康互动与情感支持

在公园中参与晨练、散步或打太极，不仅能增进身体健康，更能通过日常互动建立深厚友谊。大家在共同讨论健康心得、交流锻炼经验时，自然而然地形成了一种"互助支持"的氛围。

2. 兴趣驱动的交流

例如，在书画沙龙中，大家围绕着共同的艺术爱好展开讨论，从作品鉴赏到技法探讨，既能陶冶情操，又能收获精神共鸣；而在园艺或摄影爱好者群体中，则可以共同分享栽培心得、拍摄技巧，通过切磋技艺不断提升自身水平。

3. 定期组织活动

社交圈的稳定发展需要持续地互动与交流。建议大家定期组织主题活动，如户外野餐、读书会、健康讲座等，既能巩固已有友谊，也能吸纳更多新朋友，进一步拓宽交际范围。

（二）线上社交：话题同步与虚拟互动

随着互联网的普及，越来越多中老年朋友开始利用社交平台来拓展交际圈。微信、QQ、微博以及各类兴趣论坛和社区，为大家提供了跨越地域限制的交流机会。

1. 虚拟群体与兴趣社群

线上社交群体如微信交流群、兴趣论坛、直播间等，能够让中老年朋友实时分享生活点滴与见闻。例如，通过参与"健康养生""传统文化""旅游摄影"等主题群，大家可以讨论最新资讯、互换心得，形成稳定的线上社交网络。

2. 跨世代的交流平台

许多线上平台不仅有中老年用户，还有不少各年龄段的参与者。通过积极参与讨论和互动，大家能够接触到不同观点和生活经验，既拓宽视野,也为日后线下见面打下基础。

3. 数字化社交技巧

为了更好地利用线上社交,建议大家熟练掌握社交软件的基本功能,如朋友圈发布、视频通话、语音留言等。同时,保持良好的网络礼仪和信息安全意识,保护好个人隐私,合理筛选和参与优质社群,避免被欺骗,为自己的线上交流营造安全、温馨的环境。

二、老朋友的维护之道:相互尊重与扶持

老朋友往往是多年情谊的见证,他们的陪伴能为中老年生活带来稳固的情感支持和心灵慰藉。如何在岁月流转中保持这份真挚情谊,是每个中老年人都应关注的重要课题。

(一)定期联系与情感传递

与老朋友保持联系,需要双方在繁忙的生活中找到平衡。定期的电话问候、短信问候或视频通话,能够让彼此在忙碌中感受到对方的关心与温暖。

1. 节日与纪念日的特别关怀

在传统节日、生日、纪念日等特殊日子,送上一句真挚的问候或小礼物,不仅能唤起共同回忆,更能加深彼此之间的情感纽带。

2. 共同活动与线下聚会

定期组织老友聚会,如茶话会、散步、共同用餐等,既能分享各自的

生活经历，又能在轻松的氛围中重温旧时光。这样的面对面交流，往往比线上联系更能拉近心与心的距离。

（二）互助扶持与情感共享

老朋友之间的关系不仅仅在于形式上的联络，更重要的是在遇到困难和挑战时刻互相扶持。

1. 共同面对生活变故

随着年龄增长，生活中不可避免地会遇到健康、家庭或经济上的问题。老朋友之间应当形成互助网络，互相提供情感和实际支持。例如，当某位朋友生病或遭遇困境时，其他人可及时给予探访、送药或提供精神安慰，共同渡过难关。

2. 经验分享与互励共进

多年积累的生活经验，是老朋友之间最宝贵的财富。大家可以在闲暇时共同探讨如何应对日常生活中的挑战，从健康养生到家庭理财，再到情感调适，互相分享经验和智慧，使每个人都在交流中受益匪浅。

（三）现代工具助力老友情谊

随着通信技术的进步，现代工具为老朋友之间的联络提供了更多便捷的途径。

1. 社交软件与视频通话

利用微信、QQ等即时通信工具，老朋友之间可以随时保持联系，无论身处何地，都能通过视频、语音或文字实现面对面的交流。

2. 线上群组与共同记忆平台

许多老朋友会创建线上群组，共享生活照片、视频和文字记忆，建立起属于自己的"时光隧道"。这样的群组不仅能记录下共同走过的岁月，还能为今后的聚会提供话题和灵感。

三、代际沟通：孙辈教育与反向学习

家庭是代际沟通最重要的桥梁。中老年朋友在家庭中既是传承者，又是学习者，既要为孙辈提供智慧指导，也要向年轻人学习新事物，保持与时代同步。

（一）孙辈教育中的角色定位

作为家庭中的长辈，中老年朋友在孙辈教育中具有无可替代的作用。

1. 传承文化与家庭传统

讲述家族历史、传统习俗以及个人成长经历，不仅能让孙辈了解自己的根源和文化背景，还能激发他们对历史和传统的热爱。

2. 言传身教与榜样力量

在日常生活中，通过自身的言行举止，为孙辈树立良好榜样。例如，注重健康生活、勤俭持家、乐于助人等，这些都能潜移默化地影响孙辈的成长。

3. 情感沟通与心理辅导

在孙辈遇到学业、成长困惑时，长辈可以耐心倾听、分享经验，为他们提供理性指导与情感支持，帮助孙辈建立自信和正确的价值观。

（二）反向学习：向年轻人请教新科技与新观念

时代在不断变革，科技日新月异。中老年朋友面对新科技产品和流行趋势，主动向年轻人请教，是保持活力和开放心态的重要途径。

1. 科技产品的使用与应用

智能手机、平板电脑、智能家居等现代科技产品，已成为生活中不可或缺的一部分。中老年朋友可以向子女、孙辈或身边熟悉科技的朋友请教，逐步掌握使用技巧，享受科技带来的便利。

2. 新观念与时尚潮流的交流

年轻人往往代表着最新的潮流与观念。通过与年轻一代的交流，中老年朋友可以了解当下的流行趋势和生活方式，从中吸收新鲜元素，丰富自己的生活体验。

3. 跨代互动与共同成长

在家庭聚会或社区活动中，积极组织跨代互动项目，如共同参加科技培训班、数码产品体验会等，不仅能缩短代沟，还能使彼此在交流中共同成长、互补短板。

四、中老年人的恋爱与婚姻问题

晚年的情感生活同样丰富多彩。无论是再婚、黄昏恋，还是选择独身，每一种选择都有其独特的美好与挑战。中老年人应在理性和情感之间取得平衡，追求适合自己的幸福生活。

（一）再婚：共筑温馨新家庭

经历过风雨后，再婚往往意味着新的开始和重新寻找归属感。

1. 坦诚沟通与互信建立

再婚过程中，双方需要充分沟通各自的经历、期望以及对未来生活的规划。建立在坦诚与信任基础上的关系，才能在婚姻中互相扶持，共同应对生活的起伏。

2. 家庭融合与子女关系

再婚不仅涉及两个人的情感融合，还可能牵涉原有家庭成员的相互适应。通过耐心沟通、包容与相互尊重，逐步建立和谐的家庭氛围，是再婚成功的重要保障。

3. 情感升华与共同成长

在再婚中，双方可以在共同兴趣、健康养生、旅行等活动中不断寻找生活乐趣，使彼此在经历中互相激励，共同成长。

（二）黄昏恋：晚年重燃爱的火花

黄昏恋为许多中老年人带来了情感上的慰藉和新生活的希望。

1. 真诚相待与共同兴趣

黄昏恋往往因共同的生活经历和相似的情感需求而产生。在追求爱情的过程中，双方需要放下过往的包袱，以平和、真诚的态度互相扶持，共同享受那份晚年特有的浪漫与温情。

2. 社会接纳与情感支持

尽管黄昏恋有时会面临外界的质疑和传统观念的束缚，但只要双方真心相爱，社会的接纳与家庭的支持终将成为他们的坚实后盾。

3. 情感表达与心灵契合

通过共同参与各种社交和文娱活动，黄昏恋中的双方可以在交流中不断发现对方的闪光点，增强彼此之间的情感共鸣，让爱情在岁月中变得更加纯粹和深厚。

（三）独身选择：独立自主亦精彩

选择独身的中老年朋友同样可以活出精彩人生。

1. 自我实现与内心充实

独身生活给予个人更多的自由与独立空间，使得中老年朋友有更多机会追求自己的兴趣爱好、学习新知，享受自我探索与内心成长。

2. 广泛社交与情感支持

虽然没有伴侣，但通过积极参加社交活动、加入兴趣小组、志愿者组织等，也能构建起丰富的情感网络。朋友、亲人和社区成员都是情感支持的重要来源。

3. 理性规划与生活智慧

独身生活需要更高的自我管理能力。中老年朋友可以通过合理规划日常生活、财务和健康管理，实现生活的独立和自律，从而过上自信、充实且无遗憾的生活。

五、独居生活能力支持

在现代社会，越来越多中老年朋友选择或不得不面对独居生活。如何在独居环境中保持生活质量、避免孤独感，是亟待解决的问题。本节从建立邻里互助圈和科学选择宠物陪伴两个方面探讨独居生活的支持策略。

（一）建立邻里互助圈

独居生活中，邻里关系显得尤为重要。通过与周边居民建立互助网络，可以在紧急情况下获得及时帮助，同时也能丰富日常生活。

1. 定期邻里聚会与信息共享

组织定期的邻里聚会、茶话会或社区联谊活动，能够使邻居之间建立起信任与了解。在聚会中，大家可以互通有无，分享各自的生活经验和应急措施。

2. 建立微信群与互助小组

借助现代通信工具，成立邻里微信群或互助小组，及时发布生活信息、紧急通知以及健康建议。这种线上线下结合的模式，为独居生活提供了即时、便捷的沟通渠道。

3. 紧急救助机制与联络网络

邻里互助不仅在日常生活中提供陪伴，更能在突发情况下形成一条有效的救助链。例如，遇到突发疾病、家庭事故或安全隐患时，邻里之间可以迅速联络、互相援助，确保安全无虞。

（二）科学选择宠物陪伴

宠物作为家庭中的"毛孩子"，在独居生活中能为中老年朋友提供重要的情感支持和生活乐趣。

1. 选择适合的宠物种类

在选择宠物时，中老年朋友应根据自身生活条件、居住环境以及体力状况来定。犬类、猫咪、小型宠物鸟或鱼类，均各有特点。适合的宠物不仅需要相对低的维护成本，还能满足陪伴和情感交流的需求。

2. 养宠物的责任与日常管理

养宠物需要定期喂养、清洁、健康检查及必要的训练。中老年朋友在决定养宠物前，须充分了解养宠要求，确保自己有足够的时间和精力照料宠物。同时，宠物也能促使养宠者保持一定的日常活动和规律生活，有助于身体健康。

3. 宠物与情感联结

宠物能够为独居者提供无条件地陪伴和爱护。通过日常的互动，如遛狗、抚摸猫咪、与宠物玩耍，独居中老年朋友不仅能感受到温馨，还能在与宠物的互动中释放孤独情绪，获得心灵的慰藉。

4. 养宠物的卫生健康问题

中老年人养宠物，须从多方面做好卫生健康管理。

宠物卫生管理上，须定期洗澡驱虫，犬每2～4周洗澡1次，每月体外驱虫，每3～6个月体内驱虫；每日梳理毛发，检查皮肤。每周用专用消毒液清洁宠物用品，保持环境干燥通风。及时清理排泄物，每天1～2次，并做好消毒除臭。

健康防护方面，要警惕人畜共患病，如弓形虫病、狂犬病等，接触宠物后及时洗手，定期体检；预防过敏，可选择低过敏原宠物或使用空气净化器；避免意外伤害，训练宠物温和习性，修剪指甲，保持环境整洁。

宠物健康监测与医疗管理不可少，日常观察宠物食欲、精神等状态，老年宠物增加体检频次。宠物生病时用专用药，按时接种疫苗。

此外，中老年人要根据自身状况选宠，合理安排时间，可寻求家人或专业服务协助，加入宠物社群交流。特殊场景下，夏季防暑、冬季保暖，外出委托他人照料宠物。养宠应遵循科学、适度、健康原则，必要时为宠物重新找主人。

六、参与社区活动，融入社会

积极参与社区活动是中老年朋友拓展社交圈、实现自我价值的重要途径。社区是一个温暖的大家庭，丰富的社区文化活动、志愿服务、讲座与文娱项目，不仅能增强社会归属感，更能激发生活热情，提升幸福感。

（一）志愿者活动：奉献爱心，回馈社会

志愿者活动不仅是一种社会责任的体现，更能为中老年朋友提供丰富的社交机会。

1. 参与公益项目与社区服务

无论是社区环保、文化宣传、敬老院志愿服务，还是组织文艺演出，参与志愿活动都能使中老年朋友在付出的过程中收获满足与自豪。通过为他人提供帮助，不仅能增强个人存在感，还能促进邻里之间的信任与和谐。

2. 组织志愿团队与活动策划

经验丰富的中老年朋友可以担任志愿者团队的领头人，策划并组织各类公益活动。在活动中，他们可以充分发挥自身优势，调动各方资源，确保活动顺利开展，同时也能通过组织活动结识更多志同道合的朋友。

（二）社区文化活动：文娱交流与情感共振

社区文化活动包括书画展览、文艺汇演、健康讲座、运动会及节日庆典等。这些活动为中老年朋友提供了一个展示自我、分享智慧的平台。

1. 参与社区文化活动的意义

通过参与社区文化活动，不仅能丰富自己的精神生活，还能在活动中认识新朋友，扩大社交圈。大家在共同参与中，感受来自社区的温暖和归属感。

2. 搭建交流平台与兴趣沙龙

社区内设立兴趣沙龙、读书会、摄影社等，为爱好者提供了讨论和切磋的平台。通过定期举行的主题活动，大家不仅能学习新知，还能在互动中激发创意，形成共同进步的良好氛围。

（三）参与决策与社区治理

中老年朋友在社区中不仅是参与者，也可以成为社区治理和决策的重要力量。

1. 参与社区理事会与居民委员会

通过积极参与社区自治组织的工作，了解社区建设和治理问题，表达自己的意见和建议，既能为社区发展献计献策，又能在过程中结识各界朋友。

2. 开展社区调研与项目倡议

利用自身阅历与智慧，中老年朋友可以联合其他居民开展社区调研，提出改善生活环境、提升居住质量的项目建议。这样的参与不仅能使社区更加和谐，也能提升自我实现感和社会价值感。

未来，我们期待更多中老年朋友能够在不断的社交互动中收获温暖与智慧，不论是在公园、社区，还是在网络平台上，都能找到真诚相待、互助共赢的伙伴，让每一天都充满欢声笑语和爱的回响。愿每一位朋友都能在社交互动中保持乐观心态，积极拓展朋友圈，为自己谱写一段段充满温情与智慧的人生华章。

第七章 警惕诈骗，守住养老钱

在社会经济飞速发展的今天，各类诈骗手段不断更新，针对中老年人群体的骗局层出不穷。中老年朋友由于信息不对称、判断力受到影响以及对健康和养老的关切，往往成为不法分子重点侵害的对象。为了确保自己的财产安全，必须提高防骗意识，学习相关法律知识，并加强家庭网络防护。只有多管齐下，才能筑起一道坚固的防骗屏障，守住辛苦积攒的财富。

一、中老年常见的四大骗局

随着我国逐步进入老龄化社会，以及"银发经济"的兴起，更多的不法分子将目光放在了中老年群体，并设计了多种针对性极强的骗局。了解这些常见骗局，有助于大家在面对诱惑时保持警惕，从根源上杜绝损失。

（一）保健品骗局

保健品骗局主要利用中老年人对健康和长寿的关注进行虚假宣传。常见手法包括以下 3 种。

1. 夸大宣传与虚假功效

不法分子常宣称某种保健品能"治愈所有慢性病"或"延年益寿",甚至用一些伪科学数据做支撑,诱导消费者购买。实际上,这些产品往往缺乏科学依据,其效果不仅无法验证,有时甚至对健康产生负面影响。

2. 伪造认证与虚假广告

利用伪造的认证证书、虚构专家背书或借用知名媒体的广告宣传,使消费者误以为产品具有权威性。部分产品包装设计精美、宣传视频制作专业,进一步掩盖其虚假本质。

3. 连环套路与反复诱导

诈骗分子往往采用多次诱导、反复推销的方式,将消费者拉入不断购买的陷阱。甚至在购买后,以"补充营养""续费优惠"等理由,继续向消费者索要资金,形成长期经济损失。

(二)收藏品投资骗局

收藏品投资骗局常以高额回报为诱饵,吸引中老年人将闲置资金投入所谓的"稀有文物""古董艺术品"或"限量版收藏品"中,其主要特点包括以下 3 种。

1. 虚构升值预期

诈骗分子通过虚构某种收藏品的稀缺性和未来增值潜力,诱导投资者相信短期内可获得暴利。实际上,这类投资产品往往缺乏市场流动性和真实价值,投资风险极高。

2. 虚假鉴定与伪造证书

利用不具备资质的"鉴定专家"出具虚假的鉴定报告和证书,误导消费者,使其对产品产生错误信任。部分诈骗团伙甚至通过技术手段伪造历史文物、古董的真品标识,使投资者难以分辨真伪。

3. 连环推销与高额手续费

通过不断要求补仓、参与"内部投资计划"以及收取高额手续费，诈骗分子让投资者陷入资金链不断扩大的怪圈，最终导致血本无归。

（三）虚假养老项目骗局

虚假养老项目骗局主要针对中老年人晚年养老保障和生活质量的关切而设计。这类骗局的特点主要表现在以下3个方面。

1. 虚假宣传与夸大收益

不法分子通过虚构养老机构、养老社区或养老项目，宣传所谓"高回报""优质服务""全方位保障"等虚假信息，诱使中老年人预先支付高额费用。实际上，这些项目往往根本不存在或经营不善，最终使投资者血本无归。

2. 虚构合作机构与专家背书

利用伪造的合作医院、知名企业、政府部门的"认证"和"推荐"，为虚假养老项目增加可信度。诈骗分子会故意营造一种高端、专业的形象，让人产生信任感，从而放松防范意识。

3. 隐性收费与套路设计

在项目运营过程中，通过各种名目繁多的隐性收费、后期追加费用等方式，不断榨取投资者资金。往往在项目初期交付后，就以"后期服务""管理费用"等理由进行二次收费，令消费者陷入长期经济负担中。

（四）假亲友骗局

假亲友骗局是一种情感诈骗手法，诈骗分子常通过冒充亲戚、朋友或邻居，以急需资金、医疗救助、家庭紧急情况等理由向中老年人索要钱财。其特点包括以下3种。

1. 伪装身份与亲情迷惑

诈骗分子往往利用熟人、邻里甚至亲戚的身份，通过电话、社交媒体或短信联系受害者，声称遇到紧急情况需要资金帮助。由于信任基础存在，受害者很容易放下戒心，转账汇款后发现被骗。

2. 制造紧迫感与情绪操控

诈骗者常以"家中突发事故""亲人遭遇危险"等情节制造紧迫感，迫使受害者在极短时间内作出决策。许多案例中，受害者由于情急之下未能核实身份信息，就匆忙转账，从而造成无法挽回的损失。

3. 多次诈骗与连环套路

部分诈骗团伙会对同一家庭多次实施诈骗，甚至利用受害者之前的汇款记录，进一步编织更为复杂的骗局。诈骗者会通过不断变换借口，形成长时间的欺诈链条，使受害者难以及时觉察。

二、提升防骗意识

防范诈骗的关键在于提高警惕、理性思考和积极求证。中老年朋友在面对各类诱惑时，必须保持冷静，做到心中有数，才能有效规避风险。

（一）培养理性思维，冷静判断

防骗首先要求具备理性思考能力。遇到涉及金钱、投资或紧急求助的信息时，不妨先冷静下来，认真分析信息的真实性和合理性。

1. 拒绝"天上掉馅饼"的诱惑

对于任何承诺高额回报、稳赚不赔的项目，都应保持高度怀疑。凡事没有免费的午餐,切勿因一时贪念而冲动消费。

2. 多角度求证信息

面对陌生信息时,应多方求证:向亲友、专业人士或相关部门咨询,确认信息的真实性后再做决定。通过理性思考,避免因情绪波动而导致判断失误。

(二)积极求证真实信息

防骗意识的提升还在于不断求证和核实。

1. 利用多种信息渠道

不论是政府官方网站、正规媒体报道还是专业机构的评测,都是核实信息的重要来源。中老年朋友应学会利用多种渠道,交叉验证所收到的信息,避免只凭单一来源作出决策。

2. 咨询专业人士与法律顾问

在面对复杂的投资或财务安排时,及时咨询专业人士(如律师、银行工作人员或金融顾问)能够有效降低风险。专业人士的意见往往能为你提供更全面的判断依据,避免陷入骗局。

3. 参加防骗培训与讲座

许多社区、老年大学以及消费者协会定期举办防骗宣传和培训讲座,内容涵盖各类诈骗案例、最新诈骗手法以及防范技巧。积极参与此类活动,可以不断更新知识储备,提升自身的防骗能力。

(三)建立警惕心与自我保护意识

防骗不仅是知识的积累,更需要内心建立起高度的警惕。

1. 设立安全检查机制

日常生活中,定期回顾自己的财务流向、转账记录等,发现异常应及时核查原因,并向家人或朋友求证。

2. 保持合理的怀疑态度

对于所有涉及资金流动的信息，始终保持一份合理的怀疑态度，不轻信他人甜言蜜语。

3. 记录与反思防骗经历

若曾遇到过疑似骗局或被骗经历，总结经验教训，并与身边的朋友分享，共同提高防范意识，避免类似事件再次发生。

三、增强防骗法律知识

了解法律常识是防范诈骗的重要一环。中老年朋友在保护自己合法权益时，必须具备一定的法律知识，以便在遇到诈骗时能够及时采取有效措施。

（一）掌握基本法律常识

防骗过程中，了解与财产、合同相关的法律常识尤为重要。

1. 财产分割与合同签订常识

在涉及金钱、投资、借款或财产分割时，务必签订正式合同，并详细了解合同条款。遇到不明合同条款时，应向律师或专业人士咨询，确保自己的合法权益不受侵害。

2. 法律法规与政策指引

定期关注国家和地方有关消费者保护、金融监管等方面的最新法规、政策，以及相关部门发布的防骗提示。利用这些信息可以使自己在面对风险时，更加有据可依。

（二）紧急应对措施与维权渠道

当怀疑遭遇诈骗时，迅速采取措施至关重要。

1. 立即报警与冻结账户

若发现疑似被骗，应立即向当地公安机关报警，同时联系银行申请冻结账户，防止资金进一步流失。

2. 保留证据与及时维权

保存好所有与诈骗相关的证据，如转账记录、短信、聊天记录、合同文件等，作为日后维权的重要依据。

3. 寻求法律援助与咨询

如遇复杂案件，应及时向专业律师或消费者维权组织求助，了解法律救济途径，并通过法律手段追讨损失。

4. 参与防骗法律讲座

社区、老年大学和法律服务中心常组织有关防骗和维权的讲座，通过参与学习，可以了解更多具体操作流程和法律知识，增强自我保护能力。

四、增强家庭网络防护

随着智能手机、平板电脑和互联网的普及，家庭网络安全问题日益突出。诈骗分子常利用网络平台进行"钓鱼"、病毒攻击和信息窃取。中老年朋友不仅要注意线下防骗，更要重视家庭网络安全，保护个人信息和财产安全。

（一）微信隐私安全设置

微信作为中老年朋友主要的社交工具之一，其隐私设置至关重要。

1. 及时更新隐私权限

在微信设置中，定期检查个人信息的公开范围，关闭不必要的公开选项，防止陌生人获取敏感信息。

2. 防止群发信息泄露

注意微信群的成员构成，不随意加入来源不明的群聊，防止钓鱼信息和虚假宣传通过群发方式扩散。

3. 使用微信安全支付

在进行转账和支付时，开启支付密码和身份验证功能，防止账号被盗或信息泄露。

（二）家庭无限局域网（Wi-Fi）密码防护

家庭 Wi-Fi 是连接外界信息的重要入口，必须加强防护。

1. 定期更换 Wi-Fi 密码

为防止陌生设备长时间接入家庭网络，建议定期更换 Wi-Fi 密码，并设置足够复杂的密码组合，增加破解难度。

2. 限制设备接入

使用路由器的设备管理功能，对接入设备进行限制，确保只有家庭成员和信任的设备可以连接到网络。

3. 安装网络安全软件

在智能手机、电脑、平板等设备上安装权威的网络安全软件，防范木马、病毒和网络钓鱼攻击，定期更新防护系统，确保信息安全。

（三）网络防护与家庭成员教育

网络安全不仅靠技术措施，更需要全家人的共同努力。

1. 家庭网络安全教育

定期与家人分享网络安全知识，讲解如何识别虚假信息和钓鱼网站，让每位家庭成员都提高防范意识。

2. 建立家庭安全规范

制订家庭网络使用规范，如不随意点击不明链接、不轻信陌生人信息，遇到疑问时及时咨询家中技术较强的成员或向相关部门求助。

3. 多渠道监控与防护

使用多种防护手段，如硬件防火墙、软件防护和定期安全检测，形成立体化的家庭网络安全屏障，确保信息和资金安全。

诈骗手法变化多端，中老年朋友要保持理性、积极求证，并不断提升法律和网络防护能力，不断更新防骗知识、及时掌握最新信息。只有在信息时代中构筑起多重防护网，才能确保财产安全和生活质量不受干扰。未来，我们希望各级社区、政府部门和社会组织能够加强宣传教育和法律服务，进一步提高中老年群体的防骗意识和自我保护能力，共同营造一个安全、和谐的社会环境。

第八章　幸福晚年，合理规划未来

幸福的晚年不仅需要精神上的满足与家庭的温暖，更离不开科学、合理的规划与安排。中老年朋友在规划未来时应既注重稳健的财务安排，又要选择适合自身需求的养老方式，同时勇敢面对生死议题，实现心灵的安宁和家庭的和谐。

一、财务规划——确保稳定生活来源

进入晚年，财务规划成为保障生活质量的关键。合理管理资产不仅能确保稳定的生活来源，还能应对未来的不确定性，保持经济独立。

（一）理解财务规划的重要性

随着年龄的增长，收入来源逐渐减少，储蓄与投资成为保障晚年生活质量的重要因素。财务规划不仅是为了解决眼前的生活问题，更是为了在面对通货膨胀、突发情况及意外风险时，依然保持经济独立和生活稳定。

在理财过程中，既要确保资金的安全与稳定，又要在风险可控的前提下实现资产的适度增值。合理规划能使中老年朋友在市场波动中稳住阵脚，既不盲目追求高收益，也不因保守投资而使财富缩水。

（二）定期存款与传统理财工具

定期存款、国债、银行理财产品等传统理财工具历来以安全性高、收益稳定受到中老年群体青睐。

1. 定期存款的优势与局限

定期存款作为一种简单易行的理财方式，具有低风险、易管理的特点。通过合理安排存款期限和资金比例，可以确保每日生活所需的现金流。然而，单纯依靠定期存款可能难以抵御通货膨胀，因此在规划中须注意资金配置的多样性。

2. 国债与理财产品

国债和部分低风险银行理财产品提供了较定期存款更高的收益率，且风险较低。有一部分中老年朋友会根据自身风险承受能力，将部分资金配置于这些产品中，以实现资产的稳健增值。

（三）正确投资理财：多元化配置策略

在确保基本资金安全的基础上，适度投资是提升资产增值的重要手段。中老年朋友在投资过程中，应遵循多元化配置、分散风险的原则。

1. 股票、基金与房地产投资

股票和基金虽然具有一定的市场波动性，但在专业人士的指导下，通过长期持有和分散投资，可以获得较为理想的回报。对于房地产投资，建议结合所在城市的市场情况和个人实际需求，审慎决策，避免盲目追高。

2. 风险管理与专业建议

投资理财并非简单的"买进卖出"，而需要深入了解市场动态、公司基本面及宏观经济形势。中老年朋友可以借助专业理财顾问、参加投资讲座等方式，提升自身的投资知识和风险判断能力。同时，设定明确的止损和分红策略，避免因市场大幅波动而造成重大损失。

（四）资金管理与预算规划

财务规划不仅涉及资产配置，还包括日常生活中的开支管理和预算控制。

1. 制定详细预算

建议中老年朋友每月制订详细的收支计划，明确日常必需开支和可灵活调整的消费项目，通过预算管理控制不必要的支出，确保储蓄与投资比例合理。

2. 建立应急储备金

在长期规划中，应预留一部分资金作为应急储备，以应对突发疾病、家庭事故或其他不可预见的紧急情况。通常建议应急储备金至少达到 3～6 个月的生活费用，以保障在危急时刻有足够资金应对各种挑战。

（五）财务规划的长期调整与监控

市场环境和个人情况都会随着时间发生变化，财务规划需要定期回顾和调整。

1. 定期评估资产配置

每年至少进行一次全面的财务评估，分析资产收益、风险变化以及未来资金需求，根据市场走势和家庭实际情况调整资产配置比例。

2. 利用现代工具监控财务状况

借助智能手机 APP、在线理财平台等工具，实时监控自己的资产状况和投资收益，有助于及时发现异常并进行调整。

3. 与家人共享财务规划

家庭内部的共同理财不仅能增强财务决策的科学性，也有助于子女理解和支持父母的晚年生活安排。通过家庭会议、共同讨论等方式,让财务规划成为家庭共同参与的过程,既能增强安全感,也能促进家庭和谐。

二、养老规划——选择适合的养老方式

养老是人生的重要阶段,科学合理的养老规划能确保晚年生活的舒适与尊严。选择合适的养老方式,不仅取决于经济状况,还需结合个人健康、家庭支持和社会资源。

(一)养老规划的基本理念

养老规划不仅关系到经济问题,更关乎生活质量和身心健康。中老年朋友应根据自身健康状况、经济条件、家庭结构和个人偏好,选择最适合自己的养老方式。

1. 居家养老与机构养老的比较

居家养老强调在熟悉的家庭环境中生活,享受家庭温暖和亲情陪伴;而养老机构则提供专业医疗照护、丰富社交活动和安全管理。两者各有优劣,关键在于根据个人需求进行合理选择。

2. 混合养老模式的探索

现代养老模式趋向多样化,居家养老和机构养老并非对立,而是可以互补。建立日间照料中心、社区护理和家庭服务相结合的模式,既能保障居家养老的舒适,又能在紧急情况下提供专业支持,成为未来养老规划的重要方向。

（二）居家养老：温馨与独立的平衡

居家养老是大多数中老年朋友的首选，因为熟悉的环境和家人的陪伴能带来强烈的安全感。

1. 家庭环境的适老化改造

为确保居家养老的安全和舒适，可以对住宅进行适老化改造，如安装防滑地板、扶手、紧急呼叫系统以及智能家居设备等，提升生活的便利性和安全性。

2. 社区服务的支持

很多社区已开设日间照料中心、健康管理站和老人活动室，为居家养老者提供上门护理、生活照料和精神慰藉。积极利用这些社区服务，可以在家庭养老中享受到专业的帮助和丰富的社交活动。

3. 家庭成员的协同支持

居家养老需要家庭成员之间的密切配合。子女可以通过轮班照顾、定期探望或利用现代通信工具保持联系，共同为父母创造一个温馨、和谐的居住环境。同时，通过家庭内部的理财规划和医疗保障安排，确保居家养老的资金和健康双重保障。

（三）养老机构：专业照护与社交互动

对于需要更多医疗照护和全天候服务的中老年朋友来说，选择养老机构是一种理想的方式。

1. 机构选择与评估标准

在选择养老机构时，应重点关注机构的医疗护理水平、环境设施、服务质量以及文化氛围。参观实地、了解其他入住者的评价以及考察机构的资质和管理模式，都是判断机构优劣的重要指标。

2. 机构养老的优势与挑战

专业养老机构能够提供 24 小时医疗护理、定期健康检查、丰富的文娱活动和安全保障，极大地减轻了家庭照护的压力。但与此同时，机构养老也可能面临人情味不足、个性化服务有限等问题。中老年朋友在选择时，应结合自身健康状况和生活需求，权衡利弊，做出最适合自己的决策。

3. 机构与居家相结合的模式

部分机构提供"日托养老"或"半托服务"，既能享受专业照护，又能保持部分居家生活的自由和亲情陪伴。这种混合型养老模式在近年来受到越来越多中老年朋友的青睐，是未来养老规划的重要趋势。

（四）养老规划中的其他保障措施

除了选择养老方式外，养老规划还包括医疗保险、长期护理保险以及养老金管理等多方面内容。

1. 完善医疗与护理保险

健康问题是养老规划中必须重点考虑的因素。购买适合的医疗保险和长期护理保险，可以在疾病和意外发生时提供必要的经济支持和医疗资源，减轻家庭负担。

2. 养老金与社会福利规划

根据个人工作年限和缴费情况，合理规划养老金领取时间和方式；同时，关注国家和地方的养老政策，充分利用各种社会福利资源，为晚年生活提供坚实的经济保障。

3. 理财规划与资金调配的长远考虑

结合前述财务规划，将一部分资金专门用于养老保障，通过定期存款、低风险理财产品以及部分稳健投资，实现资金的保值增值，为未来的养老生活提供充足的经济后盾。

三、积极面对生死议题

生死是人生不可回避的议题,积极面对并合理规划,不仅能让自己安心,也能为家人减少困扰。

(一)正确认识生死议题

生老病死是人生必经之路,面对这一永恒主题,中老年朋友应以平和、理性的态度来审视和规划。

1. 接受生命的自然规律

理解和接受生老病死是每个人都无法避免的自然规律,不应因恐惧而逃避,而应积极准备和合理安排。通过心理调适、信仰或哲学思考,许多人找到面对生死问题的内心平衡,从而更坦然地规划未来。

2. 生死教育与家庭沟通

在家庭中,与子女、亲友分享对生死问题的看法,讨论如何在面对不可预知的未来时保障家庭和个人权益。生死教育不仅有助于个人心理健康,更能在家族内部形成共识,减少未来因遗产、身后事安排引发的纠纷。

(二)立遗嘱:为未来留下一份明确的安排

立遗嘱是每位中老年朋友在面对生死问题时应考虑的重要法律手段。

1. 遗嘱的重要性与法律效力

通过立遗嘱,可以在法律上明确自己的遗产分割、财产分配、特殊物品传承以及对特定事宜的处理方式。这不仅有助于防止家庭成员因遗产分割产生矛盾，也能在自己离世后确保财产按照意愿进行合理分配。

2. 立遗嘱的步骤与注意事项

立遗嘱需要符合一定的法律程序和形式要求。建议在律师指导下制定遗嘱，确保所有条款符合法律规定。遗嘱内容应明确、具体，包括个人财产、债务处理、特殊资产安排以及对未成年子女或其他受益人的抚养安排等。

3. 定期更新与告知家人

立遗嘱不是一劳永逸的过程，随着家庭状况、财产结构和法律法规的变化，应定期对遗嘱进行审查和更新。同时，将遗嘱的存在和基本内容告知家人，避免未来因信息不对称引发纠纷。

（三）捐赠与公益规划

部分中老年朋友希望在有生之年将个人财富的一部分回馈社会，通过捐赠、设立奖学金或参与公益项目，实现生命的延续与价值的传递。

1. 捐赠的意义与方式

捐赠不仅能够帮助弱势群体、支持公益事业，还能通过税收减免等方式实现经济效益。中老年朋友可以根据自身情况选择捐赠金额、捐赠对象和捐赠形式，如一次性捐赠或定期捐赠。

2. 设立慈善基金与奖学金

通过设立慈善基金或奖学金，将自己的部分财富转化为对后代、对社会的长期支持。这不仅是财富传承的一种方式，更是一种精神遗产，让个人的善举和智慧得以延续。

3. 参与公益活动

积极参与和支持各类公益活动，不仅能使自己在物质上获得回馈，还能在精神上获得满足。通过与社会各界的互动，中老年朋友可以发挥自己丰富的经验和资源优势，为社会问题的解决提供建设性意见，树立良好的社会形象。

（四）身后事安排：让生命延续责任与温情

身后事安排是面对生死议题的最后一道线，也是对家人责任与关怀的体现。

1. 丧葬安排与纪念仪式

预先与家人讨论和确定丧葬方式、追悼仪式、纪念活动等，既可减轻家人经济和情感上的负担，也能为自己的人生画上一个温情的句号。

2. 生前协议与善后安排

通过签订生前协议，明确自己在离世后对遗体处理、遗物分配、丧葬费用分摊等方面的意愿，防止因家庭成员分歧引发纠纷。

3. 心理调适与情感支持

面对身后事的安排，许多中老年朋友可能会感到悲伤与恐惧。建议通过心理咨询、家庭沟通以及参加生死主题的讲座和研讨会，缓解心理压力，学会以平和心态面对这一问题。

4. 传统文化与现代方式结合

在安排身后事时，可以融合传统文化中的礼仪和现代管理理念，既尊重传统，又体现现代人的智慧。例如，可以通过网络直播追悼仪式、设立纪念网页，让远方亲友也能参与悼念，形成一种跨时空的情感联结。

幸福晚年的规划不仅关乎经济、医疗和生活品质，更是一种全面而深远的生命智慧。未来，我们期待中老年朋友在不断完善自身规划的过程中，不仅能实现经济上的稳健和生活上的幸福，更能在精神上获得满足与内心的安宁。通过科学规划与理性决策，每一位朋友都可以在变化莫测的时代中，保持一份从容和自信，用智慧和勇气迎接未来的每一天。在这个过程中，家庭、社会以及政府各方力量的支持至关重要。社区服务、专业机构和法律顾问等资源的有效整合，将为中老年朋友提供更多实用的指导和帮助，共同构建一个安全、健康、充满温情的晚年生活环境。

第九章　职场再就业与自我价值实现

　　曾几何时，退休被视为结束职业生涯的标志，如今，"活到老，学到老"的理念正促使越来越多的中老年人选择再就业，重新进入职场，以实现自我价值、增加收入来源，同时也为社会贡献宝贵的经验和智慧。

一、当前中老年职场现状与面临的挑战

　　随着社会的发展，越来越多的中老年人希望继续工作，既能增加收入，又能发挥价值。然而，职场对中老年人的接纳程度不一，他们在求职时可能遇到技能更新、企业文化适应和年龄歧视等挑战。

（一）人口老龄化与劳动市场变革

　　随着退休年龄的逐渐延后以及健康状况的改善，越来越多的中老年人具备了再就业的条件。与此同时，科技进步与经济结构调整推动了劳动市场的深刻变革，不少传统行业在转型升级过程中需要吸纳具有丰富经验的中老年人才。这种趋势不仅为再就业创造了契机，也为企业带来了多元化

的人才结构和更为稳健的工作团队。

然而，人口老龄化也给职场带来了诸多挑战。企业在用人时往往担心中老年人学习新技术的适应能力、体力以及对现代工作方式的理解。与此同时，快速变化的市场环境要求每个人都必须不断更新技能，以应对不断出现的新业态与新需求。中老年求职者如何在这一大背景下发挥自身优势，成为社会各界关注的焦点。

（二）中老年求职的优势

在再就业过程中，中老年人拥有许多独特优势：

（1）丰富的人生经验和专业积累：多年的工作经历使他们在面对复杂问题时拥有成熟的判断力和解决方案。

（2）较强的责任心和团队合作精神：中老年人往往具备稳定的工作态度和敬业精神，能为企业带来稳固的团队氛围。

（3）宽广的人脉资源：多年的职业生涯积累了丰富的社交网络，有助于获取信息和机会。

（三）中老年再就业的不足

中老年在再就业中有优势，同时也存在一些不足：

（1）技能更新滞后：随着新技术和新工具的不断涌现，部分中老年求职者可能在数字化、互联网技术等方面存在短板。

（2）适应现代企业文化的难度：年轻化的企业文化、快速的工作节奏以及较为灵活的管理方式，有时会让中老年人感到不适。

（3）体力和健康状态的考量：尽管健康水平普遍提升，但部分中老年人在体能和抗压能力上可能需要更好地保障和适应。

认识到自身优势与不足，是每个中老年人重新定位和规划职业道路的重要前提。只有充分了解自身情况，才能在选择就业方向时做到心中有数，制订切实可行的发展计划。

（四）社会偏见与年龄歧视问题

再就业过程中，社会上仍存在一定的偏见和年龄歧视现象。部分企业和招聘方可能存在"年龄越大，适应力越差"的刻板印象，这使中老年求职者在竞争激烈的职场中面临更多心理压力和实际困难。如何突破这种局限，是中老年再就业需要重点解决的问题。

对此，社会各界正在不断呼吁建立更加公平、包容的就业环境。政府和相关部门陆续出台了鼓励中老年再就业的政策措施，企业也逐渐认识到多样化人才结构的重要性。通过法律法规、企业文化建设和社会舆论的共同作用，未来有望形成一个尊重经验、重视能力的良好职场氛围，让每个人都能凭借实力获得公平的机会。

二、自我定位与能力匹配

面对再就业，中老年人首先要了解自己的优势和兴趣，找到适合自己的发展方向。

（一）认清自身优势与兴趣

中老年朋友在迈入职场再就业之前，首先需要进行自我评估，认清自己多年来在专业领域内积累的优势和技能，以及那些潜藏的兴趣爱好。自我认知不仅关乎工作能力，更涉及内心真正追求的生活方式。可以从以下3个方面进行自我定位：

（1）工作经验总结：回顾过去的工作经历，列举出自己曾经取得的重要成绩与积累的专业技能。

（2）兴趣与热情：分析哪些领域或职业方向最能激发内心的热情，这不仅能保证工作的持续动力，也能使再就业后的生活更加充实。

（3）健康状态评估：根据身体条件和体能状况选择适合的工作性质，确保既能实现职业价值，又不影响健康。

通过科学的自我评估，明确自身的长处与不足，才能在职业规划中做到"对症下药"，选择最契合自己实际情况的发展路径。

（二）制订个性化的职业规划

在自我认知的基础上，中老年人需要制订一份切实可行的职业规划。该规划应结合市场需求、个人兴趣和实际能力，从短期、中期和长期三个层面进行布局。规划过程中可以借助专业的职业咨询服务或参加专门针对中老年人的就业指导课程，帮助自己找到合适的定位。规划的内容可以包括以下3个方面。

1. 目标设定

明确再就业的目标，是为了增加收入、实现自我价值还是拓展社会影响力。

2. 时间规划

制订详细的时间表，分阶段设定目标，如近期完成技能培训，中期获得合适的工作机会，长期实现事业上的突破。

3. 资源整合

利用社会资源、亲友关系、专业咨询等多种渠道，寻找再就业的机会和支持力量。

制订个性化的职业规划，不仅能够为中老年人提供明确的发展方向，还能增强他们在求职过程中的自信心和主动性。

（三）案例分享：成功转型的中老年人

在现实生活中，已经有许多中老年人成功实现了职业转型，证明了"年龄不是问题，心态决定高度"的真理。

一位曾在传统制造业工作近三十年的中年工程师，在公司裁员后没有选择退休，而是利用业余时间参加了相关培训，学习了现代数字化技术。经过一段时间的努力，他成功转型成一名技术顾问，为多家企业提供数字化改造方案，既实现了自我价值，也为社会创造了新的经济增长点。

还有一位热爱烹饪的女士，在孩子长大后决定创业，开设了一家健康餐饮店。她利用多年对家庭饮食的研究，结合市场上对健康饮食日益增长的需求，打造出独具特色的健康菜系，深受消费者喜爱。她不仅找到了事业的新方向，也通过实践证明了再就业的无限可能。

这些案例不仅给广大中老年朋友提供了实实在在的参考，也激励大家在面临职业转型时勇于尝试、不断探索，从而在新领域中找到属于自己的位置。

三、职场技能提升与终身学习

在职场快速变化的时代，学习已不再局限于年轻人，中老年人同样需要不断提升技能,以适应新的工作需求。

(一)职业技能再培训的重要性

面对不断变化的职场环境和新技术的不断涌现,持续学习已成为保持竞争力的关键。中老年求职者在再就业过程中,必须认识到不断更新技能的重要性。职业技能再培训不仅可以弥补过去技能上的不足,还能帮助他们更好地适应新的工作环境。例如,许多企业在招聘时会特别看重数字化技能、数据分析能力以及现代化办公软件的使用能力,这些都是传统行业从业者较为欠缺的部分。

再培训不仅限于技术层面的学习,还包括职场沟通、团队协作、领导力等软技能的培养。通过参加职业培训班、网络在线课程、线下研讨会以及企业内部培训,中老年朋友可以不断提升自己的综合能力,从而更好地迎接再就业的挑战。

(二)多种学习方式的选择与利用

现代社会中,学习方式多样,既有传统的面授课程,也有灵活便捷的网络在线教育。对于中老年人来说,选择适合自己的学习方式至关重要。

1. 面授培训

许多社区、老年大学或职业培训机构都专门为中老年人开设了课程,这些课程往往以互动交流为主,能够更直观地掌握知识。

2. 网络在线课程

随着互联网的发展,众多平台提供免费的或收费的在线课程,涵盖从基础办公技能到高端技术培训的各个领域。

3. 书籍与讲座

阅读专业书籍、参加行业讲座和研讨会也是提升自我知识储备的重要途径。

4. 实践与交流

除了系统学习外，实际工作中的不断实践和与同行的交流同样能够促进技能的提升。

多种学习方式相互补充，使得中老年朋友可以根据自己的兴趣、时间和实际需求灵活选择，既不感到过于枯燥，又能真正获得实用技能，进而在再就业过程中更具竞争力。

（三）利用网络资源与社区平台进行技能更新

网络资源和社区平台为中老年朋友提供了前所未有的学习机会与交流渠道。许多在线教育平台开设了针对中老年人的课程，内容覆盖从基础电脑操作、社交媒体使用到专业领域技能的各个方面。同时，社区中的各种讲座、培训班和兴趣小组也为大家提供了互相学习、共同进步的场所。

在利用这些资源的过程中，建议中老年朋友积极参与讨论和实践，多向年轻一代学习先进的技术理念和工作方法。与此同时，通过建立线上线下的学习小组，大家可以形成互助合作的良好氛围，共同分享学习成果，解决遇到的问题。这不仅能提升个人能力，更有助于扩大社交圈，创造更多再就业的机会。

四、就业渠道与创业机会探索

面对再就业的挑战与机遇，中老年人可以选择传统就业、灵活就业或创业等多种方式。

（一）传统企业招聘与灵活就业模式

随着社会发展和经济转型，传统企业对中老年人才的需求正逐步增加。许多大型企业和国有单位逐渐意识到，中老年员工凭借丰富的工作经验和稳重的个性，能够为企业带来长远稳定的发展动力。中老年求职者可以关注政府和企业的招聘信息、参加招聘会，并通过人力资源网站获取最新动态。

此外，灵活就业模式近年来在各行各业中逐步普及。兼职、顾问、项目制工作以及临时工等形式，不仅降低了中老年人再就业的门槛，也为他们提供了更加灵活的工作安排。这样既能平衡工作与生活，又能在实现收入增加的同时避免过重的工作压力。对于有一定专业背景和经验的中老年朋友，担任企业顾问或专家顾问往往是一个不错的选择。

（二）创业实践：将兴趣转化为事业

创业是实现再就业的另一条重要途径。很多中老年朋友在退休或转型后，选择将多年来积累的兴趣和专业知识转化为创业机会，从而实现自我价值。创业的形式多种多样：可以开设实体店、开展线上业务，也可以结合自身特长从事咨询服务或专业培训。

在创业过程中，需要注意以下 5 点。

1. 市场调研

创业前务必进行充分的市场调研，了解目标客户群体的需求以及竞争对手的情况。

2. 风险评估

创业不可避免会面临一定风险，中老年创业者应根据自身条件做好充分的风险评估，并制订应急预案。

3. 资金规划

创业资金的筹备和管理非常关键，合理规划资金来源与使用计划，确保企业稳步运营。

4. 团队组建

对于涉及较大规模经营的创业项目，组建一个专业、高效的团队显得尤为重要。

5. 持续学习与调整

创业过程中不断总结经验，调整经营策略，适应市场变化。

通过创业实践，许多中老年朋友不仅实现了经济独立，更找到了精神上的成就感和满足感，他们用智慧和努力证明了年龄并非成功的障碍。

（三）志愿服务、兼职与咨询工作的多样选择

除了传统的就业和创业方式，志愿服务、兼职和咨询工作也是中老年再就业的重要途径。这些工作形式具有工作时间灵活、压力较小的特点，能够让中老年朋友在发挥专业特长的同时，为社会贡献力量。

1. 志愿服务

参与社区志愿活动或公益项目，不仅能够丰富退休后的生活，还能为社会弱势群体提供帮助，从而实现个人的社会责任感。

2. 兼职工作

根据自身兴趣和专业背景选择适合的兼职岗位，如教育培训、翻译、顾问等，不仅可以获得一定收入，也能在工作中不断更新知识。

3. 咨询服务

利用多年来的工作经验和专业技能，为企业或个人提供专业咨询服务，不仅是一种实现自我价值的方式，同时也为年轻人提供了宝贵的指导和借鉴。

这些多样化的就业方式，为中老年朋友提供了更广阔的选择空间，使他们在实现经济独立的同时，也能享受到社会参与带来的满足感和归属感。

五、社会支持与法律保障

在中老年人再就业的过程中,社会支持与法律保障扮演着至关重要的角色。政府、企业和社会各界通过政策扶持、用人机制的改进以及法律保护等手段,为中老年朋友提供了多层次的帮助与保障。

(一)政府政策与相关扶持措施

为了鼓励中老年人再就业,国家和地方政府陆续推出了一系列扶持政策和措施。这些政策主要包括以下 3 个方面。

1. 就业补贴和培训资助

针对中老年求职者提供的专项补贴和免费或优惠的职业培训,帮助他们更新技能,顺利融入职场。

2. 税收优惠

对于雇佣中老年人的企业,部分地区会给予税收优惠政策,以激励企业吸纳具有丰富经验的人才。

3. 创业支持

为有创业意向的中老年朋友提供低息贷款、创业指导、市场信息咨询等多方面的支持。

这些政策措施为中老年再就业创造了良好的外部环境,同时也体现了政府对老龄化社会问题的高度重视,为中老年人重返职场提供了强有力的保障。

（二）企业责任与社会共融机制

在国家政策的引导下，越来越多的企业开始重视中老年人才的独特价值，积极探索构建多元化、包容性的用人机制。企业在招聘时逐步摒弃年龄歧视，采取灵活的工作安排，并为中老年员工提供专门的培训与晋升机会。与此同时，企业内部也会组织跨年龄段的团队合作，通过经验传承和知识共享，实现整体竞争力的提升。

社会各界也在积极推动共融机制的建立，通过行业协会、社会团体和专业机构共同搭建中老年人才交流与合作的平台，让他们在求职过程中能够获得更多信息和资源支持，进而更顺利地实现再就业目标。

（三）劳动合同与劳动权益维护知识普及

中老年人在再就业过程中，不仅要注重技能和经验的提升，还必须关注自身劳动权益的保护。了解劳动合同、社会保险、工作时间、加班补偿等基本法律法规，对于保障再就业过程中的合法权益至关重要。

为此，各级劳动部门、工会组织和法律援助机构定期开展相关讲座和咨询服务，帮助中老年求职者增强法律意识，学会用法律武器保护自己。通过掌握劳动合同签订的注意事项以及纠纷处理方法，中老年人不仅可以避免陷入不公平的用工关系，还能在出现问题时及时采取有效措施，确保自身利益不受侵害。

六、重塑自我与实现社会价值

再就业对中老年人而言,不仅是经济来源的延续,更是实现自我价值和社会贡献的途径。通过重返职场,许多中老年朋友找回了自信与动力,不仅为自己创造了新机会,也为家庭和社会带来了正能量。

(一)再就业带来的心灵满足与社会影响

对于许多中老年朋友来说,再就业不仅是谋求经济收入的手段,更是一种心灵上的重新出发。重新走进职场,可以帮助他们重拾自信、充实生活,同时也为家庭和社会带来正能量。通过再就业,他们能够把多年的专业经验、丰富的人生阅历转化为实际生产力,为企业发展、社区建设以及国家经济转型提供独到的见解和解决方案。

(二)持续进步的心态与"积极老龄化"理念

再就业过程中的每一次进步,都离不开不断学习和自我更新。积极进取的心态、持续不断的技能提升以及对新知识的渴求,是中老年朋友在职场中保持竞争力的重要保障。正如"积极老龄化"理论所倡导的那样,年龄并非阻碍进步的枷锁,而是经验与智慧的沉淀。通过持续进步,中老年朋友不仅能实现自我价值,还能为子孙后代树立榜样,传递正能量。

(三)展望未来:从再就业到智慧养老

再就业不仅是中老年朋友个人转型的起点,更是智慧养老的重要组成部分。随着社会对中老年群体关注的不断加深，各类扶持政策、技术手段和社会服务将不断完善，中老年人将在多元化的就业形势中找到更多实现自我价值的机会。同时，他们的成功经验也将为后续群体提供宝贵的借鉴，推动整个社会形成一种尊重知识、尊重经验、人人平等的良好氛围。

在这个充满机遇与挑战的新时代，中老年朋友完全可以凭借自己的智慧和努力，在职场中再次焕发光彩。无论是通过再就业实现经济独立，还是通过创业、志愿服务等多种方式回馈社会，都将成为他们"积极老龄化"、享受幸福晚年的重要途径。

第十章　科技赋能智慧养老

当人口老龄化问题日益严峻时，传统养老模式逐渐暴露出服务单一、资源分散、应急响应不足等弊端。为应对这一挑战，智慧养老应运而生，成为现代养老服务转型升级的重要方向。智慧养老不仅依托于先进的信息技术、物联网、大数据和人工智能等手段，还通过跨部门、跨行业的资源整合，构建了一个全方位、多层次、精准服务的养老服务体系。它在提升老年人生活质量、健康管理与安全保障的同时，也在推动养老产业与科技创新的深度融合。

一、智慧养老的理论内涵与演变历程

智慧养老是利用现代科技提升老年人生活质量的养老新模式，主要依靠智能硬件、大数据等技术实现个性化服务。随着老龄化问题加剧，智慧养老逐渐从传统模式中脱颖而出，成为提升养老服务效率的关键。

第十章　科技赋能智慧养老

（一）智慧养老的定义、特征与核心理念

智慧养老是利用现代信息通信技术（ICT）、物联网、大数据、云计算和人工智能等手段，对养老服务进行系统化、智能化管理的一种新型模式。其核心在于实现服务的个性化、精准化和高效化，从而满足老年人多元化的健康、生活、安全及精神需求。其主要特征包括以下 5 个方面。

1. 智能化

依托传感器、可穿戴设备、智能家居等硬件设施，实现环境监测、健康数据采集及异常情况自动报警。

2. 数据化

利用大数据技术整合分析各类信息，为个体健康管理和服务决策提供科学依据。

3. 便捷化

通过互联网平台和移动应用，老人可以便捷预约医疗、家政、文化娱乐等多样化服务。

4. 个性化

根据每位老人的健康档案、生活习惯和兴趣偏好，量身定制服务方案，真正做到因人施策。

5. 协同化

强调政府、企业、社区及家庭之间的多方协作，形成合力，共同推进养老服务升级。

（二）从传统养老到智慧养老：发展脉络与国际比较

在过去的几十年中，传统养老模式主要依靠家庭养老、机构养老及社区养老 3 种方式。这些模式虽然在一定程度上解决了老年人的基本生活需求，但往往存在信息不对称、资源配置不均、服务响应滞后等问题。

智慧养老的出现，则标志着养老模式从"被动供给"向"主动服务"转变。国际上，欧美及日本等发达国家较早启动智慧养老试点，通过远程医疗、居家监控及智能服务平台，实现了养老服务的现代化升级。例如，日本借助机器人技术和智能设备，不仅解决了劳动力短缺问题，还在陪护、康复训练等方面取得显著成效；欧美国家则更注重数据整合和个性化健康管理，通过先进的医疗信息系统和社区服务网络，形成了高效运作的智慧养老体系。

我国在智慧养老领域起步虽晚，但近年来在政府政策扶持、市场需求释放及技术进步推动下发展迅速。各地陆续建设了多种智慧养老示范区和智慧社区，探索符合国情的养老服务新模式，并在数据共享、服务标准、跨界合作等方面不断取得突破。

（三）国家政策推动与社会需求的双重驱动

国家层面，近年来陆续出台了一系列鼓励智慧养老发展的政策文件，涵盖资金支持、税收优惠、标准制定及人才培养等多个方面。政策的引导使得企业、科研机构及社会资本纷纷投入智慧养老领域，加速技术研发和服务创新。

另外，随着生活水平的提高和老龄化程度的加深，老年人对养老服务的需求也从基本生活照料扩展到健康管理、精神慰藉、社交娱乐等多维度需求。社会各界对"以人为本、智慧赋能"的养老模式充满期待，推动智慧养老从试点走向普及应用，并逐步形成了覆盖城乡、全生命周期的养老服务网络。

二、科技产品在智慧养老中的全面应用

智慧养老的实现离不开各类先进科技产品的支撑，这些产品从硬件设施到软件平台，构成了一个多层次、全方位的养老服务网络。

（一）智能家居系统：构建安全、便捷的居家环境

智能家居系统是智慧养老的基础设施之一，它通过智能化设备和网络连接，实现居家环境的自动监控和智能调控。

1. 安全监控与防护

配备智能门锁、监控摄像头、红外感应器等设备，能实时监测居住环境。当发生异常情况（如陌生人入侵、老人摔倒、火灾烟雾等）时，系统自动报警并通过 App 通知家属或社区服务中心。智能门禁系统还能够记录出入信息，为老人出行提供保障。

2. 环境舒适调节

自动调节室内温度、湿度、照明、空气质量等，利用温度传感器、光线感应器和空气净化器等设备，营造适宜居住的环境。根据老年人作息时间设定自动化场景，如夜间自动调暗灯光、晨起自动开启窗帘，极大提升生活便捷性。

3. 智能语音控制

集成智能语音助手，通过语音命令控制家中设备，对于行动不便或视力较弱的老年人尤为友好。语音控制还能提供日常提醒、天气预报、健康提示等服务，帮助老人更好地管理日常生活。

（二）健康监测设备与远程医疗：数据为健康保驾护航

健康管理是智慧养老的重要组成部分，科技设备在其中发挥着至关重要的作用。

1. 可穿戴设备与远程监测

采用智能手环、智能手表、血压计、血糖仪等可穿戴设备，对老人的心率、血压、血糖、运动量、睡眠质量等健康指标进行全天候实时监测。数据通过无线传输技术上传至健康管理平台，医生及家庭成员可以随时了解老人的健康状况。针对异常数据，系统能够自动发送预警，提醒老人及时就医或进行干预。

2. 远程医疗服务平台

通过互联网和视频通信技术，老年人可以在家中与专业医生进行远程问诊，无须长途奔波。平台支持健康档案的建立与管理，为每位老人提供个性化的健康建议，并根据数据变化自动调整治疗方案。远程会诊与专家咨询进一步缓解了基层医疗资源不足的问题，使得偏远地区老人也能享受到优质医疗服务。

3. 智能健康档案与数据分析

通过长期数据积累，建立老年人健康画像，实现精准化健康管理。大数据分析技术可以发现健康风险隐患，提前预警疾病趋势，为制订个性化康复计划提供科学依据。医院、养老机构与社区之间实现数据互联互通，构建起一个覆盖预防、诊断、治疗与康复全流程的智慧健康生态。

（三）移动应用与社交平台：打破信息孤岛与精神孤独

智慧养老不仅关注身体健康，更注重精神生活和社交需求。通过移动应用和社交平台，老人们可以随时获得丰富的生活服务和社交支持。

1. 线上服务平台

专门开发的 App 或网站集成了家政、配送、休闲娱乐、文化教育等多种服务，使老人生活更便捷。服务预约、支付及评价系统实现了一站式操作，降低了使用门槛。平台通过智能推荐，根据老人的兴趣和习惯推送相关服务，提升用户体验。

2. 社交互动与情感关怀

以兴趣小组、在线论坛和视频直播为载体，构建线上社交圈，帮助老人克服因退休、子女外出等原因产生的孤独感。社交平台不仅支持文字、图片和视频的分享，还支持实时语音与视频互动，让老人感受到亲情、友情和社区的温暖。定期组织线上活动，如健康讲座、书画欣赏、经典影视分享等，激发老年人参与社会互动的热情。

（四）新兴技术的融入：穿戴设备、虚拟现实与智能机器人

随着科技不断进步，更多新兴技术正在逐步融入智慧养老服务体系，为老人提供更丰富多样的体验。

1. 穿戴设备的多功能应用

除了基础的健康监测功能，部分先进穿戴设备还具备 GPS 定位、环境感知及跌倒检测功能，为老年人提供全方位保障。新一代智能设备通过更精准的传感器与算法，能够分析老人的行为模式，判断其日常活动及预测突发事件的风险，进一步提升安全保障能力。

2. 虚拟现实（VR）与增强现实（AR）

利用 VR 技术，老年人可以足不出户体验世界各地的风景和文化，让精神生活更加丰富。AR 技术则可以在康复训练、记忆恢复等方面发挥作用，通过互动游戏帮助老人进行大脑训练，提升认知能力。

3. 智能服务机器人

服务型机器人在陪护、提醒服药、情感陪伴等方面正逐步走进养老机

构和家庭。这些机器人具备语音识别、情感交流等功能，不仅能帮助老人完成日常事务，还能提供情绪疏导、缓解孤独感，成为老年人生活中的贴心助手。

三、大数据、人工智能与云平台在养老服务中的赋能

科技进步为智慧养老提供了数据支撑与智能决策的基础，下面详细介绍大数据、人工智能和云平台在养老服务中的具体应用与技术优势。

（一）数据采集、整合与隐私保护

1. 数据采集与多源整合

智慧养老系统通过各类传感器、可穿戴设备、智能家居和远程医疗终端采集大量健康和生活数据。数据类型涵盖生理指标、行为轨迹、生活习惯、消费记录等，通过数据仓库实现结构化与非结构化数据的整合，为后续分析奠定基础。

2. 数据分析与健康画像构建

借助数据挖掘技术和统计模型，将海量数据转化为有价值的信息，绘制出每位老人的健康画像。通过动态监测，平台能够追踪健康变化趋势，及时识别潜在风险，并为健康干预提供依据。

3. 隐私保护与数据安全

在数据采集和传输过程中，采用加密传输和匿名化处理，确保老年人敏感信息不被泄露。同时，建立严格的数据访问权限管理制度，通过区块链等新技术保障数据的完整性与不可篡改性，构建安全可信的数据生态系统。

（二）AI 辅助诊断与健康预警

1. 智能诊断系统的构建

基于机器学习与深度学习算法，智能诊断系统可以对收集到的健康数据进行实时筛查，自动识别异常指标。通过对比历史数据和同龄人群体数据，系统能够判断出老年人是否处于高风险状态，从而触发自动预警。

2. 个性化健康干预方案

根据数据分析结果，平台可以生成个性化健康干预建议，如调整饮食、增加运动或进行定期体检。同时，系统支持医生在线会诊和远程监护，为老人提供从预防到康复的一体化服务，降低突发疾病的风险。

3. 智能行为分析与异常识别

通过对老年人日常活动数据的监测，利用模式识别技术发现异常行为，如跌倒、长时间静止或异常睡眠模式。系统不仅记录事件发生时间和地点，还能通过历史数据分析判断事故发生的原因，提供针对性建议，帮助家庭及社区及时介入。

（三）云计算与物联网的发展

1. 云平台构建与资源整合

云计算为智慧养老提供了弹性、可扩展的数据存储和计算能力，使得各类数据能够在统一平台上进行管理和分析。不同机构（如医院、养老机构、社区服务中心）之间通过云平台实现数据共享和协同作业，打破信息孤岛,构建互联互通的智慧养老生态。

2. 物联网技术应用

通过物联网设备(如传感器、摄像头、智能穿戴)实时采集环境数据和人体数据,实现全方位、连续的监控。各设备之间的互联互通确保了数据的实时更新,为健康预警、紧急救援提供了强有力的技术支撑。

四、医疗、金融、社区与科技的跨界协同创新

智慧养老的成功离不开多个领域的深度融合与协同创新。下面分别探讨医疗、金融、社区与科技之间的融合模式及其对养老服务的深远影响。

(一)医疗资源整合:线上线下协同的健康服务模式

1. 线上远程医疗与线下服务衔接

通过远程会诊、健康监测及在线咨询,医生可以在第一时间发现中老年人的健康隐患,为其提供初步诊疗建议。当需要进一步检查或治疗时,系统能迅速调度线下医疗资源,确保中老年朋友获得连续、及时的医疗服务。

2. 多学科联合诊疗

智慧养老平台整合内科、康复、心理、营养等多领域专家资源,形成跨学科的联合诊疗模式。针对中老年人多病共存的复杂情况,联合制定个性化治疗与康复方案,提高整体健康管理水平。

（二）金融科技支持下的养老产业链发展

1. 养老金融产品设计

通过大数据分析与风险评估，金融机构可设计针对中老年人需求的保险、理财、信贷等产品，为养老服务提供资金支持。智慧养老平台与金融机构合作，构建养老服务资金池，既保障老年人基本生活，又支持智慧养老项目的持续发展。

2. 支付与结算系统升级

利用移动支付、区块链等技术，确保养老服务费用的安全、便捷结算，减少人工操作带来的风险与误差。同时，透明的信息披露机制有助于建立中老年人对养老金融产品的信任，促进更多资本投入智慧养老领域。

（三）社区智慧服务：构建全龄友好型智慧社区

1. 社区智慧服务平台

基于社区服务需求，构建线上线下融合的智慧平台，为居民提供健康咨询、文体活动、邻里互助等服务。平台不仅为中老年人提供专属的互动区域，还通过信息发布、活动预约等功能，促进全龄化社区文化建设。

2. 志愿服务与邻里互助

智慧平台鼓励社区内的志愿者和邻里之间建立紧密联系，共同关注中老年人生活状态，实现互帮互助。志愿者培训、活动组织与在线问答等模块为社区搭建了一个温馨、共享的服务网络，提升整体社区凝聚力。

五、面临的挑战、伦理思考与解决策略

智慧养老在迅速发展的同时也面临诸多挑战，如何在技术革新、商业模式推广与伦理、法律等方面取得平衡，是当前亟待解决的问题。

（一）技术普及与数字鸿沟：中老年人的适应性问题

1. 技术使用障碍

部分中老年人对新技术存在畏惧心理，操作界面复杂、使用流程烦琐，导致智能设备的普及率不高。针对这一问题，企业和政府须联合推出专门的培训项目，优化用户界面设计，降低学习门槛，帮助老人掌握基本操作技能。

2. 城乡与区域差距

经济发达地区与偏远地区在网络基础设施、设备投入等方面存在明显差距，容易造成"数字鸿沟"。政策层面应制订支持欠发达地区智慧养老建设的专项计划，通过资金、技术和人才的倾斜，推动普惠式服务。

（二）数据安全与隐私保护：构建信任机制的必要性

1. 敏感数据风险

养老服务中涉及大量个人健康、生活及财务数据，这些数据一旦泄露，可能对中老年人造成重大损失。因此，必须采用先进的加密、匿名化技术，并制定严格的数据存取权限管理制度，确保每一笔数据都受到严密保护。

2. 伦理与法律考量

在利用大数据和人工智能进行健康干预时，如何尊重中老年人的知情权、选择权与隐私权成为伦理讨论的重点。制定并严格执行相关法律法规和行业标准，建立完善的监管机制，既保障技术发展，也保护个人权益。

（三）制度建设与政策监管：法律、伦理与标准体系的完善

1. 跨部门协作机制

智慧养老涉及医疗、金融、科技、社区等多个领域，必须建立政府、企业、科研机构与社会团体间的跨部门协作机制，共同推动标准制定与监管落实。通过行业协会、专家委员会等形式，定期发布指导意见和技术标准，促进行业健康发展。

2. 政策引导与激励措施

国家和地方政府应出台更多鼓励智慧养老发展的优惠政策，包括资金支持、税收减免、技术补贴等，激励企业和资本的投入。同时，通过试点示范、案例推广等方式，为行业树立标杆，促使智慧养老服务不断完善和普及。

六、案例分析与实践探索

在智慧养老的推广过程中，众多实践案例为我们提供了宝贵的经验和启示。下面将介绍几类典型案例，展示智慧养老在实际应用中的多样化模

式与成效。

（一）国外智慧养老试点项目与成功经验

1. 日本智慧养老试点

日本在智慧养老领域走在国际前列，通过引入机器人陪护、智能家居和远程医疗系统，解决了因劳动力不足导致的养老难题。某养老院通过安装智能机器人，实现了日常陪护、康复指导及紧急救援功能，极大地提升了老年人的生活质量，并受到政府和社会的广泛好评。

2. 欧美智慧养老示范区

欧美一些国家通过建立智慧社区和智慧健康管理中心，实现了线上线下无缝对接。在这些示范区内，中老年人不仅享受到了实时健康监控、远程医疗和智能生活服务，还能通过社交平台与社区内其他居民建立紧密联系，形成了良好的互助氛围。

（二）科技企业与养老机构的合作模式解析

某知名科技企业与地方养老机构联合开展"智慧养老 + 健康大数据"项目，将可穿戴设备、远程监控系统与养老机构服务平台对接，构建起一个实时反馈、动态干预的健康管理系统。该项目不仅实现了医疗资源的高效配置，还为中老年朋友提供了个性化康复建议，极大地降低了突发疾病风险，同时也为企业提供了新的商业模式探索方向。

（三）借力智慧平台构建和谐养老环境

某市在社区内试点建设智慧养老服务平台，整合了居家安全监控、健康管理、文体活动预约及志愿服务等多项功能。平台通过线上发布、线下活动等方式，使社区内老年人与志愿者、专业服务人员形成了稳定的互动网络，不仅解决了中老人日常生活中的诸多难题，还大大提升了社区凝聚力与安全感。

七、展望未来：智慧养老与科技赋能的长远趋势

随着科技的不断进步与智慧养老实践的深入，未来养老的发展趋势将呈现以下3个方面。

（一）新兴技术的持续渗透与养老服务升级

随着 5G 网络的普及和边缘计算技术的发展，实时数据传输和处理能力将大幅提升，使得智慧养老系统更加高效、响应更加迅速。在未来，借助高速、低延迟的通信技术，更多实时监控与远程控制场景将得以实现，提升养老安全保障的整体水平。

（二）个性化定制与精准服务的实现路径

利用不断积累的大数据资源和不断完善的 AI 算法，智慧养老将实现更为精准的健康评估与风险预测，为中老年人提供完全个性化的预防和干预方案。此外，通过实时反馈与动态调整，中老年人可以享受到与自身健康状态高度匹配的营养、运动、医疗及心理干预服务，真正做到"以数据驱动、以人为本"。

（三）跨界融合与全场景覆盖：构建未来智慧养老生态圈

未来，政府、企业、医疗、金融、教育与社区等各界将形成更紧密的合作，共同构建一个覆盖居家、社区、机构及公共服务场景的全链条智慧养老生态。跨界合作不仅能推动技术的创新应用，还将为中老年人提供一个安全、健康、充满活力的全生命周期服务网络，真正实现养老服务的普惠化和个性化。

传统养老模式已逐渐难以满足不断升级的服务需求。智慧养老通过整合先进的科技手段与多方资源，正在重构养老服务体系，为中老年人提供从健康监测到生活照护、从心理疏导到社会互动的全方位保障。

未来，随着技术不断成熟和社会各界协同创新，智慧养老必将不断拓宽服务边界，打破时空限制，让每位中老人都能享受到更加便捷、个性化和安全的养老体验。我们坚信，只有不断拥抱科技变革，才能真正构建一个"智能、温暖、包容"的养老社会，实现人人共享幸福晚年的美好愿景。

结语　享受当下，活出最好的自己

在人生的长河中，我们每个人都经历了风雨、坎坷与辉煌。中老年阶段不仅代表着经验与智慧的沉淀，更是一个全新生活篇章的起点。无论岁月如何流转，只要我们始终保持一颗热爱生活的心，就能在每一个当下找到属于自己的幸福与满足。

一、珍惜当下，不让人生留遗憾

（一）回顾过往，感悟人生

回望往昔，我们会发现每一段经历都是独一无二的风景。从年少时的青涩到中年的奋斗，再到如今的沉淀与平和，每一个阶段都塑造了今天的自己。中老年朋友们，您曾经历过人生的高潮与低谷，体会过奋斗的艰辛，也曾享受过收获的喜悦。正是这些点滴经历，构成了您丰富多彩的生命轨迹。如今，当我们站在新的起点上，回首往昔，既要感恩所有曾经的风雨洗礼，也要学会放下不必要的执念，让心灵真正自由。

珍惜当下，就是学会在每个瞬间找到生命的意义。不论是清晨的一缕阳光，还是黄昏时分的微风，都蕴含着大自然无尽的美好。试着放慢脚步，静下心来品味生活中的每一处细节，让每一次呼吸都充满感恩与喜悦。不要因过去的遗憾而沉溺，也不必为未来的不可预知而焦虑，学会在当下绽放自己，享受此刻的温暖与宁静。

（二）接纳不完美，释放内心压力

生活从来没有完美的剧本，每个人都会有遗憾、失误甚至遗忘，但正是这些不完美，才构成了真实的人生。学会接纳自己，接纳那些曾经的失误与不足，才是迈向成熟与快乐的必经之路。中老年朋友们，您可能会对过去的一些选择感到遗憾，但这些遗憾正是生命的调味品。没有这些经历，就没有今天的深刻与独特。学会宽容自己，也宽容他人，才能真正地释放内心压力，迎接全新的生活篇章。

在忙碌和喧嚣中，我们常常忽略了内心的声音。试着每天给自己留出一些独处的时间，写写日记、听听音乐、看一看自己钟爱的书籍，让心灵在宁静中得到抚慰。正如一位智者所说："真正的幸福，不在于拥有多少，而在于懂得感恩和享受眼前的美好。"珍惜当下的每一分、每一秒，让自己的生活不再留有遗憾，而是充满温馨与喜悦。

（三）建立正向心态，活在当下

心态决定一切，拥有积极乐观的心态，我们就能更好地面对生活的种种挑战。中老年阶段，或许身体上不如从前灵活，但精神上却拥有更为宽广的胸怀。选择一份平和与淡然，让心灵随遇而安，便能在生活的点滴中发现幸福。每一次的努力，每一次的坚持，都将成为未来美好回忆的一部分。

正向的心态还体现在对未来的期待上。无论前路如何坎坷，只要内心充满希望与勇气，就一定能在逆境中看到光明。在这条人生路上，不妨把每一天都当成是新的起点，用心感受每一份温情，每一个微笑，让生活充满无限可能。用心去体会每个当下的美好，您会发现，原来幸福一直在您身边悄然流淌。

二、给予与回馈，让生命更有意义

（一）分享经验，传递智慧

中老年朋友身上积累了无数宝贵的生活经验与智慧，这些都是时代赋予我们的珍贵财富。在您的生命中，有许多故事值得后人铭记，有许多经历足以启发他人。将这些经验与智慧分享出来，不仅能够帮助更多人，也会让您自己在传承中获得满足和自豪。

通过参与社区活动、开设讲座、撰写回忆录或是录制短视频，每一种方式都可以成为分享智慧的平台。在分享的过程中，不仅能让自己的心灵得到升华，也能为社会传递正能量。您的一言一行、一段经历，都可能成为别人生活中的明灯。正如古人所说："授人以鱼不如授人以渔。"只有将智慧传递下去，生命的价值才会在不断的给予中得以延续和升华。

（二）投身公益，回馈社会

给予与回馈，是中老年朋友在享受生活之余，实现自我价值的重要方式。无论是捐赠、志愿服务，还是参加公益活动，都能让我们在帮助他人的过程中感受到内心的满足与快乐。公益不仅是社会责任的体现，更是一种生活态度的升华。通过回馈社会，您不仅能为更多弱势群体带去温暖与希望，也能让自己的晚年生活充满意义。

许多中老年朋友在退休后，选择投身于志愿服务，走进敬老院、社区医疗机构、文化活动中心，为他人送去帮助和关怀。这种给予不仅能减轻社会负担，也能使您在不断奉献中收获友谊与尊重。无论是参与慈善义卖、设立奖学金，还是通过其他形式支持公益事业，每一次回馈都让生命更加丰富，让爱心在社会中传递得更远。

（三）家庭关爱与情感回馈

家庭是我们最温暖的港湾。回馈家庭，与家人共同分享生活的点滴，不仅能让您与亲人之间的情感更加深厚，也能让晚年生活充满爱与温情。给予家人的不仅是物质上的支持，更是情感上的陪伴和精神上的慰藉。

经常与子女、孙辈分享自己的生活经验，与伴侣一同规划未来，共同享受每一个温馨的瞬间，这些都将成为家庭中不可替代的珍贵记忆。家人之间的互相支持与陪伴，能在风雨来临时成为坚实的后盾；在晴空万里时，又能一同见证生活中的每一个美好瞬间。通过无私的给予，您不仅能使家人的生活更加幸福，也会在回馈中找到生命的意义和满足感。

（四）回馈自我，寻找内心的满足

给予不仅是对他人的回馈，也是对自己的肯定。在不断奉献和帮助他人的过程中，您会发现，内心的空虚和孤独逐渐被填满，取而代之的是一种深沉而持久的幸福感。回馈自我，可以通过参与各种兴趣爱好、健康活动、旅行探索等方式，让自己的生活更加充实和多彩。

在这个过程中，不妨给自己设立一些目标和计划，无论是学习新知、培养兴趣，还是挑战自我，都能在实现过程中获得成就感和自信心。每一次进步、每一次尝试，都将成为自我成长的见证，让您在回馈中不断发现更好的自己。生命的意义不仅在于拥有，更在于传递与分享，不断给予与回馈将使您的每一天都充满温暖和力量。

三、迎接新阶段的起点，享受快乐人生

（一）新起点，新希望

随着年龄的增长，我们进入了一个全新的阶段，这不仅代表着生命的成熟与沉淀，更蕴含着无限的可能与希望。每一个新阶段都是一个新的起点，一个重新出发的契机。无论过去经历了怎样的风雨，未来依旧可以充满阳光与希望。中老年朋友们，不妨把每一天都当成新的开始，迎接每一个清晨、每一个新的挑战。

新阶段意味着新的目标和新的追求。也许您曾因各种原因放弃过梦

想,但现在正是重新拾起热情、追寻心中理想的时候。无论是学习新知、发展兴趣,还是投身公益、回馈社会,每一项努力都是对未来的美好承诺。放下过去的包袱,以更加开放和积极的心态迎接未来,您会发现,快乐人生并不遥远,它就蕴藏在每一个细微的日常之中。

(二)保持年轻心态,活力无限

年龄只是数字,心态才是关键。中老年朋友只要保持一颗年轻、开放和好奇的心,就能不断发现生活的乐趣与美好。年轻的心态不仅体现在外表的神采飞扬,更在于对生活充满热情,对未知充满好奇。学会拥抱变化、不断学习新知、接受新事物,您会发现,生命中的每一天都充满无限可能。

无论是参与各类社交活动、探索数字时代的新媒体,还是与年轻人共同交流、分享经验,都是让心灵焕发青春活力的有效途径。积极参加社区活动、志愿服务、兴趣班等,都能使您与世界保持紧密联系,在不断互动中感受到生活的温暖和无限动力。心态决定状态,只要内心保持年轻,岁月就不会成为束缚,而会成为一段充满魅力和故事的旅程。

(三)快乐人生的实质与追求

快乐人生不仅在于物质的充足,更在于内心的平和与满足。中老年朋友们经过多年奋斗,积累了丰富的人生阅历和宝贵的情感财富。如今,正是回归本心、追求内心真正需求的时候。快乐的人生在于能在纷繁复杂的世界中找到属于自己的宁静,在喧嚣中保有一份从容,在成功与失败之间保持一份淡定。

追求快乐人生,需要我们学会平衡工作与生活,注重健康与心理的双重调养。在日常生活中，不妨多花些时间与家人、朋友共度美好时光；在闲暇之余，参加旅游、读书、绘画、运动等活动，给自己多一点放松和享受。每一次体验都是心灵的洗礼，每一个微笑都是快乐的印记。正如那句古话所言："知足者常乐。"快乐并非遥不可及，只要我们用心去体会，就能发现生活处处是温暖的光芒。

（四）创造属于自己的幸福蓝图

幸福的人生需要我们亲手绘制属于自己的蓝图。中老年朋友可以根据自己的兴趣、健康状况和经济条件，制订一个长远的生活规划，明确未来的目标与方向。这个蓝图不仅涵盖财务、健康、家庭、社交等各个方面，更应包含精神世界的追求。

通过规划，我们可以更有条理地安排自己的时间和精力，让生活充满目标和意义。无论是设定每日的小目标，还是制订长远的梦想计划，每一步努力都将为未来的幸福生活奠定坚实基础。在这个过程中，不妨和家人、朋友多交流，互相鼓励，共同见证彼此的成长与进步。记住，每一个小目标的实现，都是对未来美好生活的铺垫；每一次梦想的追逐，都将让人生更加充实和精彩。

（五）面向未来，拥抱无限可能

世界在不断变化，时代在不断前行。中老年朋友虽然身处人生的成熟阶段，但绝不意味着放弃对新事物的好奇与追求。如今，科技的发展、社会的进步为我们提供了更多可能性。利用网络学习新知、通过社交平台扩展朋友圈、参与跨代互动，都能让我们始终与时代同步，活出独特的风采。

展望未来，您会发现，不论意气风发的少年，还是沉稳有力的中老年，每一个明天都是新的起点。无论前路多么曲折，只要心中有爱、有梦想，就一定能走出一条充满阳光与希望的路。生活不仅仅是追求物质的富足，更在于精神世界的丰富和内心深处那份不变的温暖。请相信，只要您用心感受、积极追求，幸福与快乐就会在每个不经意的瞬间悄然降临。